Entzündungshemmende Ernährung für Anfänger:

Entzündungsfrei leben mit leckeren Rezepten zur Stärkung des Immunsystems für eine bessere Lebensqualität

Wibke Zehnder

Inhaltsübersicht

Einführung

In dem turbulenten Tanz, den das Leben darstellt, trägt unser Körper häufig die Hauptlast der unerbittlichen Routinen und Entscheidungen, die wir in Bezug auf unsere Ernährung treffen. Hier ein leichtes Wehwehchen, dort ein anhaltendes Unbehagen; unser Körper kommuniziert mit uns durch eine Sprache des Unbehagens, die wir viel zu oft ignorieren. Stellen Sie sich folgendes Szenario vor: ein arbeitsreicher Morgen, ein Frühstück in einem Fastfood-Restaurant, während Sie unterwegs sind, und ein Tag, den Sie tagsüber vor dem Computer verbringen. Am Abend bemerken Sie vielleicht, dass Ihre Gelenke immer steifer werden und Ihre Glieder Anzeichen von Erschöpfung zeigen, die Sie sich nicht erklären können. Wie kommt das bei Ihnen an? Weil es eine Symphonie von Beschwerden ist, die viele von uns regelmäßig erleben, und das sollte es auch. Entzündungen sind die heimtückischen Sabotageakte, die in uns lauern und unser Wohlbefinden beeinträchtigen. Wir möchten Sie in der Welt der Entzündungen willkommen heißen.

Selbst wenn wir unseren Weg durch das Labyrinth unseres täglichen Lebens finden, haben wir häufig damit zu kämpfen, mit den Folgen der von uns getroffenen Lebensstilentscheidungen zurechtzukommen. Tatsache ist, dass unser Körper nicht unzerstörbar ist; er ist ein sensibles Ökosystem, ein hoch abgestimmtes Instrument, das auf die Symphonie des Lebens reagiert, die sowohl die harmonischen als auch die disharmonischen Aspekte des Lebens umfasst. Daher ist es von größter Bedeutung, dass wir uns einen Moment Zeit nehmen, um innezuhalten und auf die Geräusche unseres Körpers zu achten, bevor sie zu einem durchdringenden Schrei des Unbehagens und der Entzündung eskalieren.

Sie sind dabei, die Arena der "Anti-Entzündungs-Diät XXL" zu betreten, die ein definitiver Leitfaden ist, der für Sie, den Menschen, der nach Wohlbefinden sucht, konzipiert wurde. Auf den folgenden Seiten begeben wir uns auf eine Reise, die Sie verändern wird, indem wir die Komplexität von Entzündungen beleuchten und Ihnen das Wissen vermitteln, das Sie brauchen, um Ihre Energie zurückzuerobern. Bevor wir jedoch in die Feinheiten dieser aufschlussreichen Untersuchung einsteigen, möchte ich Sie in einen Moment zurückversetzen, der vielleicht mit dem Unbehagen, das Sie erlebt haben, verwandt ist - ein Moment, der vielleicht universeller ist, als uns bewusst ist.

Stellen Sie sich folgendes Szenario vor: Ein langer und anstrengender Tag geht zu Ende, und Sie liegen auf dem Sofa, während die Geräusche eines anstrengenden Tages noch in

Ihren Ohren widerhallen. Ihre Muskeln und Gelenke schmerzen, und der Gedanke, eine nährstoffreiche Mahlzeit zu kochen, erscheint Ihnen wie eine große Herausforderung. Kommt Ihnen das bekannt vor? Sie sind nicht der Einzige. Die heutige Gesellschaft mit all ihrem Luxus und ihren Ansprüchen führt uns häufig auf einen Weg, bei dem unsere Gesundheit und unser Glück durch die von uns getroffenen Entscheidungen geopfert werden.

In Zeiten wie diesen, in denen wir körperliche Beschwerden erleben, haben wir alle den starken Wunsch, eine Lösung zu finden, einen Wegweiser, der uns den Weg zu ganzheitlicher Gesundheit leuchtet. Genau das bietet die "Anti-Entzündungs-Diät XXL": einen Leitfaden, um Körper und Seele wieder in Einklang zu bringen, und einen Kompass, um sich im Labyrinth der Entzündungen zurechtzufinden. Dieses Buch ist nicht nur eine Zusammenstellung von Rezepten oder ein vorübergehender Ernährungstrend, sondern ein Manifest für die Wiederherstellung Ihrer Gesundheit, einen köstlichen und nahrhaften Bissen nach dem anderen, sondern ein Manifest für die Rückgewinnung Ihrer Gesundheit.

Dieses Buch zeichnet sich durch sein tiefes Verständnis für die Herausforderungen aus, mit denen Sie konfrontiert sind. Wir haben ein Verständnis für die Konflikte, die in Ihrem Körper ohne Ihr Wissen ausgetragen werden, die Kämpfe gegen Entzündungen, Müdigkeit und den unerbittlichen Lauf der Zeit. Es ist ein Kampf, der oft allein ausgefochten zu werden scheint; dennoch werden Sie auf diesen Seiten einen Begleiter finden - einen Führer, der nicht nur Ihre Probleme versteht, sondern auch konkrete, evidenzbasierte Heilmittel anbietet, um Ihr Leiden zu verringern.

Sie sollten sich fragen, warum Sie Ihre Zeit und Mühe dem Wissen widmen sollten, das auf diesen Seiten enthalten ist. Die Befreiung von körperlichen Beschwerden ist nur einer der vielen Vorteile, die Sie daraus ziehen können. Die "Anti-Entzündungs-Diät XXL" ist keine kurzfristige Lösung, sondern eine umfassende Lebensstiländerung, die das Potenzial hat, Ihr Denken über und Ihren Umgang mit Ihrem Körper völlig zu verändern. Stellen Sie sich vor, dass Sie mit einer Fülle von Energie aufwachen, dass Sie sich ohne Schmerzen bewegen können und dass Sie den Geschmack von bunten, nahrhaften Mahlzeiten genießen können. Wenn Sie bereit sind, sich auf die in diesem Buch dargelegten Konzepte einzulassen, werden Sie feststellen, dass dies keine utopische Vorstellung ist, sondern die Realität, die Sie erwartet.

Auf den folgenden Seiten erhalten Sie ein umfassendes Verständnis der Entzündung, des unsichtbaren Gegners, der für eine Vielzahl von Gesundheitsproblemen verantwortlich ist. Wir werden die Wissenschaft hinter der Entzündung analysieren, ihre komplexen Mechanismen aufdecken und das Geheimnis um die Ernährungsentscheidungen lüften, die die Auswirkungen der Entzündung entweder verschlimmern oder lindern. Auf dieser Reise geht es jedoch nicht nur um Theorie, sondern vielmehr darum, Ihnen praktische und umsetzbare Maßnahmen an die Hand zu geben, die Sie leicht in Ihren Alltag integrieren können.

Die "Anti-Inflammatory Diet XXL" bietet eine umfassende Strategie, die über die Grenzen typischer Diät-Handbücher hinausgeht. Diese Methode deckt alles ab, von der Komplexität der Mahlzeitenplanung bis hin zur Kunst des achtsamen Essens. In diesem Artikel gehen wir auf die heilenden Eigenschaften verschiedener Lebensmittel ein und zeigen Ihnen einen kulinarischen Gaumenschmaus, der nicht nur Ihre Geschmackssinne befriedigt, sondern auch Ihren Körper auf zellulärer Ebene mit Nährstoffen versorgt. Sie werden sich auf eine kulinarische Reise begeben, die Ihre Küche in eine Oase der Gesundheit und Vitalität verwandeln wird. Diese Reise wird mit einfachen, aber wirkungsvollen Gerichten gelingen.

Nachdem Sie dies gelesen haben, fragen Sie sich vielleicht: "Warum sollte ich den Ratschlägen in diesem Buch Glauben schenken?" Eine ehrliche Antwort ist gerechtfertigt, denn es ist eine Frage, die eine Überlegung wert ist. Der Autor von "Anti-Inflammatory Diet XXL" ist nicht nur ein Verfechter dieser Prinzipien, sondern auch ein erfahrener Erforscher der komplexen Landschaft der Entzündungen. Ausgestattet mit jahrelanger Forschung, persönlicher Erfahrung und einer echten Leidenschaft für die Stärkung von Menschen wie Ihnen, haben sie entdeckt, dass Entzündungen eine komplexe Landschaft sind.

Dieses Buch ist nicht nur das Ergebnis wissenschaftlicher Erkenntnisse, sondern auch eines sensiblen Verständnisses für die Probleme, mit denen Sie derzeit konfrontiert sind. Die Autorin ist keine Expertin aus der Ferne, sondern eine Reisebegleiterin auf Ihrem Weg zum Wohlbefinden, die Sie mit ihren eigenen Erfahrungen - sowohl mit Erfolg als auch mit Misserfolg - vertraut macht. Durch die Kombination von Fachwissen und Einfühlungsvermögen ist "Anti-Inflammatory Diet XXL" mehr als nur ein Ratgeber. Es ist ein zuverlässiger Vertrauter auf dem Weg zu einem gesünderen und lebendigeren Leben.

Wenn Sie sich auf den Weg der Veränderung begeben, ist es wichtig zu bedenken, dass die Wiederherstellung Ihrer Gesundheit ganz in Ihrer Hand liegt. Die "Anti-Entzündungs-Diät XXL" ist keine allgemeingültige Lösung, sondern ein individueller

Fahrplan, der auf Ihre speziellen Bedürfnisse und Vorlieben zugeschnitten ist. Sie finden hier nicht nur Informationen, sondern auch ein Instrumentarium, mit dem Sie sich ein Leben voller Vitalität, Belastbarkeit und Freude aufbauen können, während Sie die einzelnen Kapitel durcharbeiten, die Ihnen präsentiert werden.

Wenn Sie also jemals das Kribbeln im Bauch, die Erschöpfung am Ende eines anstrengenden Tages oder die Sehnsucht nach einem Leben voller Vitalität und Wohlbefinden erlebt haben, dann ist dies nicht nur ein Buch, sondern das Buch, das Sie lesen sollten. Lassen Sie sich auf das Abenteuer ein, und möge jede Seite Sie dem Leben näher bringen, das Sie verdienen, nämlich ein Leben voller Vitalität und frei von Sorgen. Wir möchten diese Gelegenheit nutzen, um Sie bei der "Anti-Entzündungs-Diät XXL" willkommen zu heißen, Ihrem Leitfaden für ein Leben voller Gesundheit und Energie, das seinesgleichen sucht.

Einführung in die Entzündung

Entzündungen sind eine natürliche und notwendige Reaktion, die im empfindlichen Gefüge des menschlichen Körpers stattfindet. Sie hat die Form eines biologischen Orchesters, das sowohl im Schutz- als auch im Heilungsprozess eine wichtige Rolle spielt. Um die Entzündung zu verstehen, wollen wir uns zunächst mit ihren Grundlagen befassen, die Unterschiede zwischen akuter und chronischer Entzündung untersuchen und die wichtige Rolle entdecken, die die Entzündung bei der Gewährleistung einer optimalen Gesundheit spielt.

Die Grundlagen verstehen:

Im Grunde genommen ist eine Entzündung eine biologische Reaktion, die sowohl kompliziert als auch dynamisch ist. Sie wird durch das Immunsystem des Körpers als Reaktion auf eine Verletzung, eine Infektion oder toxische Reize ausgelöst. Dieser komplizierte Abwehrmechanismus besteht aus einer Reihe von Prozessen, die durch eine Symphonie von Signalmolekülen, Proteinen und Zellen koordiniert werden. Stellen Sie sich das so vor, dass der Körper seine Verteidigungstruppen auf das Schlachtfeld bringt, wo sie hart arbeiten, um Gefahren zu vernichten und den Frieden wiederherzustellen. Und so funktioniert es.

Die Immunzellen, genauer gesagt die weißen Blutkörperchen, die als Fußtruppen der körpereigenen Verteidigungsarmee dienen, sind die Hauptdarsteller in diesem Drama. Im Falle einer Verletzung oder eines fremden Eindringlings eilen diese Zellen sofort an den Ort des Geschehens und lassen sich dabei von chemischen Signalen leiten. Rötung, Schwellung, Hitze und Schmerz sind die Kennzeichen einer Entzündung, die durch den Zustrom von Immunzellen während einer Entzündungsreaktion verursacht wird. Der Körper führt einen inneren Kampf, um seine Integrität zu schützen, und diese sichtbaren und körperlichen Anzeichen sind der äußere Ausdruck dessen, was im Inneren vor sich geht.

Chronische vs. akute Entzündung:

Bei einer chronischen Entzündung handelt es sich um einen kontinuierlichen und systemischen Zustand, der den Körper über einen längeren Zeitraum hinweg in Mitleidenschaft ziehen kann. Eine akute Entzündung hingegen ist eine vorübergehende und örtlich begrenzte Reaktion, die auf die Behebung eines bestimmten Problems ausgerichtet ist. Wenn der Körper mit einer dringenden Bedrohung konfrontiert wird, z. B. mit einer Schnittwunde, einer Infektion oder einem Trauma, reagiert er mit einer schnellen und gezielten Reaktion, die als akute Entzündung bezeichnet wird. Nachdem die Gefahr beseitigt ist, geht die Entzündungsreaktion zurück, und der Heilungsprozess beginnt.

Eine chronische Entzündung hingegen ist eine Reaktion, die sich im Laufe der Zeit entwickelt und nicht richtig kontrolliert wird. Sie verwandelt sich in einen ständigen Angriff auf die Gewebe des Körpers, anstatt als Schutzsystem zu funktionieren. Chronische Entzündungen sind ein wichtiger Faktor bei einer Reihe von Krankheiten, darunter rheumatoide Arthritis, entzündliche Darmerkrankungen und Atherosklerose, die zu Gewebeschäden und langfristigen Gesundheitsproblemen beitragen.

Es ist wichtig, zwischen akuter und chronischer Entzündung zu unterscheiden, um die Bedeutung beider Arten von Entzündungen zu verstehen. Wenn es darum geht, Heilung und Regeneration zu fördern, ist die akute Entzündung ein hilfreicher Begleiter, weil sie eine schnelle Reaktion darstellt. Hält die Entzündung hingegen über einen längeren Zeitraum an, wird sie zu einem gefährlichen Gegner, der großen Schaden anrichten und zur Entstehung einer Reihe von Infektionskrankheiten beitragen kann.

Die Rolle von Entzündungen in der Gesundheit:

Im Gegensatz zu der weit verbreiteten Meinung, dass jede Entzündung schädlich ist, ist es wichtig, die komplexe Rolle anzuerkennen, die Entzündungen bei der Erhaltung der Gesundheit spielen. Eine akute Entzündung ist ein Abwehrmechanismus, der dem Körper hilft, Infektionen abzuwehren, geschädigtes Gewebe zu reparieren und den Heilungsprozess in Gang zu setzen. Darüber hinaus hilft sie dem Körper, geschädigtes Gewebe zu reparieren. Ohne diese wichtige Reaktion würden Wunden weiter anschwellen, Infektionen würden sich unkontrolliert ausbreiten, und die Fähigkeit des Körpers, sich von Verletzungen zu erholen, wäre stark beeinträchtigt.

Darüber hinaus hat die Entzündung die Funktion eines Wächters, der im ganzen Körper patrouilliert, um potenzielle Gefahren zu erkennen und zu beseitigen. Darüber hinaus spielt sie eine entscheidende Rolle im immunologischen Überwachungssystem des Körpers, das für das Aufspüren und die Zerstörung abnormaler Zellen verantwortlich ist, z. B. solcher, die das Potenzial haben, Krebs zu verursachen. So gesehen wirkt die Entzündung als Präventivmaßnahme, die das Auftreten schwerwiegenderer Gesundheitsprobleme verhindert.

Daraus ergibt sich, dass Entzündungen ein zweischneidiges Schwert sind, das seinen doppelten Charakter im Zusammenhang mit Gesundheit und Krankheit unter Beweis stellt. Chronische Entzündungen hingegen wirken sich negativ aus und tragen zu einer Vielzahl von Gesundheitsproblemen bei, während akute Entzündungen eine nützliche Kraft darstellen, die das Zusammenspiel der körpereigenen Abwehr- und Heilungsmechanismen unterstützt. Auf unserem Weg durch das Labyrinth der Immunreaktion des Körpers ist es von größter Bedeutung, dass wir die Unterschiede zwischen akuter und chronischer Entzündung verstehen. Nur so können wir uns auf den Weg zu einem gesünderen und besser informierten Lebensstil machen.

Die entzündungshemmende Diät im Überblick

Zur Förderung der allgemeinen Gesundheit und des Wohlbefindens ist die entzündungshemmende Ernährung in den letzten Jahren als ganzheitlicher Ansatz zur Förderung von Gesundheit und Wohlbefinden immer beliebter geworden. Diese Diät basiert auf dem Konzept, dass chronische Entzündungen mit einer Vielzahl von Gesundheitsproblemen in Verbindung gebracht werden. Ihr Hauptziel ist die Aufnahme von Lebensmitteln, die entzündungshemmend wirken, und die Eliminierung von Lebensmitteln, die zu Entzündungen beitragen können. Im Rahmen dieser umfassenden Beschreibung werden wir uns mit den Grundlagen und Prinzipien der entzündungshemmenden Ernährung befassen, untersuchen, welche Lebensmittel aufgenommen und welche vermieden werden sollten, und geben Ratschläge, wie man einen ausgewogenen Speiseplan für beste Gesundheit zusammenstellt.

Prinzipien und Grundlagen

Das Konzept, dass eine Entzündung eine natürliche Reaktion des Körpers auf eine Verletzung oder Infektion ist, bildet die Grundlage für die entzündungshemmende Ernährung. Chronische Entzündungen hingegen können ein Zeichen für eine Vielzahl von Gesundheitsproblemen sein, darunter Herz-Kreislauf-Erkrankungen, Diabetes und Autoimmunerkrankungen. Der Grund dafür ist, dass chronische Entzündungen häufig durch falsche Ernährung und Lebensstilvariablen verursacht werden.

Zu den wichtigsten Grundsätzen der entzündungshemmenden Ernährung gehören:

1. **Schwerpunkt Vollwertkost: Der** Verzehr von ganzen, unverarbeiteten Lebensmitteln, die reich an Nährstoffen und Antioxidantien sind, wird im Rahmen des Ernährungsplans empfohlen. Der Kern dieser Methode besteht aus frischem Obst und Gemüse, Vollkorngetreide, Nüssen und Samen als Nahrungsquelle.
2. **Omega-3-Fettsäuren:** Es ist wichtig, Quellen von Omega-3-Fettsäuren in die Ernährung einzubeziehen. Einige Beispiele für solche Quellen sind fetter Fisch (Lachs, Makrele), Leinsamen und Chiasamen. Diese Fettsäuren besitzen hochwirksame entzündungshemmende Eigenschaften.
3. **Begrenzung von verarbeiteten Lebensmitteln:** Es ist bekannt, dass verarbeitete und raffinierte Lebensmittel sowie solche mit hohem Zucker- und Transfettgehalt

die Entzündung fördern. Ein Grundprinzip der entzündungshemmenden Ernährung besteht darin, ihren Konsum so weit wie möglich zu reduzieren.

4. **Bunte Vielfalt:** Eine Reihe von Vitaminen, Mineralien und sekundären Pflanzenstoffen, die Entzündungen hemmen können, sind in einer Vielzahl bunter Früchte und Gemüse enthalten.

5. **Flüssigkeitszufuhr:** Eine ausreichende Flüssigkeitszufuhr ist für die allgemeine Gesundheit von entscheidender Bedeutung und kann zur Verringerung von Entzündungen beitragen. Es wird empfohlen, Wasser, Kräutertees und Wasser, das mit Früchten und Kräutern versetzt wurde, zu trinken.

Zu berücksichtigende und zu vermeidende Lebensmittel

Zu berücksichtigende Lebensmittel:

1. **Fetter Fisch: Es** gibt Hinweise darauf, dass Fische wie Lachs, Makrele und Sardinen, die reich an Omega-3-Fettsäuren sind, entzündungshemmende Eigenschaften besitzen.

2. **Grünes Blattgemüse:** Eine Fülle von Antioxidantien und entzündungshemmenden Substanzen findet sich in dunklem Blattgemüse wie Grünkohl, Spinat und anderen ähnlichen Gemüsesorten.

3. **Beeren:** Blaubeeren, Erdbeeren und Himbeeren sind reich an Antioxidantien, die zur Bekämpfung von Entzündungen beitragen.

4. **Nüsse und Samen:** Unter den Lebensmitteln, die reich an gesunden Fetten und entzündungshemmenden Substanzen sind, gehören Mandeln, Walnüsse, Chiasamen und Leinsamen zu den besten Optionen.

5. **Kurkuma und Ingwer:** Diese Gewürze können in einer Vielzahl von Lebensmitteln verwendet werden, da sie starke entzündungshemmende Eigenschaften besitzen.

Zu vermeidende Lebensmittel:

1. **Verarbeitete Lebensmittel:** Stark verarbeitete Lebensmittel enthalten häufig unnötige Zusatzstoffe, Konservierungsmittel und Fette, die ungesund sind und zu Entzündungen beitragen.

2. **Raffinierter Zucker:** Ein übermäßiger Zuckerkonsum kann zu Entzündungen führen. Halten Sie sich ganz von zuckerhaltigen Snacks, Limonaden und Süßigkeiten fern.

3. **Transfette:** Viele verarbeitete und frittierte Speisen enthalten Transfette, die bekanntermaßen Entzündungen hervorrufen und daher möglichst vermieden werden sollten.
4. **Rote und verarbeitete Fleischsorten:** Ein hoher Verzehr von verarbeitetem und rotem Fleisch wird mit einem erhöhten Entzündungsrisiko in Verbindung gebracht. Wählen Sie fettarme Eiweißquellen, wie Geflügel oder pflanzliche Alternativen.
5. **Übermäßiger Alkoholkonsum:** Es gibt Hinweise darauf, dass sich Alkohol in Maßen positiv auf die Gesundheit auswirken kann, aber zu viel Alkohol kann zu Entzündungen beitragen.

Aufbau eines ausgewogenen Tellers

Um die Vorteile der entzündungshemmenden Ernährung zu maximieren, ist ein ausgewogener Speiseplan unerlässlich. Hier ist eine einfache Anleitung:

1. **Füllen Sie die Hälfte Ihres Tellers mit Gemüse:** Um sicherzustellen, dass Sie ein breites Spektrum an Nährstoffen und Antioxidantien zu sich nehmen, ist es wichtig, eine große Auswahl an buntem Gemüse zu wählen.
2. **Fügen Sie magere Proteine hinzu:** Mageres Eiweiß, wie Fisch, Geflügel, Linsen oder Tofu, sollte in Ihre Ernährung aufgenommen werden, um eine gesunde Muskelfunktion zu fördern und den Körper mit den benötigten Aminosäuren zu versorgen.
3. **Nehmen Sie Vollkornprodukte zu sich:** Achten Sie darauf, Vollkornprodukte wie Quinoa, braunen Reis und Hafer zu wählen, da sie reich an Ballaststoffen sind und zusätzliche Mineralien liefern, die entzündungshemmend wirken.
4. **Gesunde Fette:** Nehmen Sie Lebensmittel mit einem hohen Anteil an gesunden Fetten wie Avocados, Olivenöl und Nüsse in Ihre Ernährung auf, damit Sie sich länger satt fühlen und entzündungshemmend wirken.
5. **Achtsame Portionen:** Es ist wichtig, auf die Proportionen der Portionen zu achten, um übermäßiges Essen zu vermeiden, das zu Gewichtszunahme und Entzündungen führen kann.

Zusammenfassend lässt sich sagen, dass die entzündungshemmende Ernährung einen ganzheitlichen und präventiven Ansatz für die Gesundheit bietet, indem sie sich auf die zugrunde liegenden Faktoren konzentriert, die zu chronischen Entzündungen beitragen. Der Einzelne ist in der Lage, sinnvolle Ernährungsentscheidungen zu treffen, die das allgemeine Wohlbefinden fördern und das Risiko entzündungsbedingter

Gesundheitsstörungen senken, wenn er sich der Konzepte bewusst ist, entzündungshemmende Lebensmittel einbezieht und seinen Speiseplan ausgewogen gestaltet.

Entzündungen und chronische Krankheiten

Wenn es um die Immunantwort des Körpers geht, kann eine Entzündung, die ein natürlicher und notwendiger Bestandteil ist, ein zweischneidiges Schwert sein. Eine chronische Entzündung kann zu einer Kaskade von schädlichen Auswirkungen führen und zur Entstehung und zum Fortschreiten einer Vielzahl chronischer Krankheiten beitragen. Akute Entzündungen hingegen sind für die körpereigene Abwehr von Bedrohungen wie Infektionen und Unfällen unerlässlich. Dieser Artikel befasst sich mit dem komplexen Zusammenhang zwischen Entzündungen und drei weit verbreiteten chronischen Krankheiten: Herz-Kreislauf-Erkrankungen, Diabetes und Autoimmunerkrankungen.

1. **Herzkrankheiten und Entzündungen:**

Eine der Haupttodesursachen weltweit sind Herzerkrankungen, zu denen Krankheiten wie die koronare Herzkrankheit und Herzversagen gehören. Die Bedeutung von Entzündungen bei der Entstehung und dem Fortschreiten von Herz-Kreislauf-Erkrankungen ist in der Forschung zunehmend in den Vordergrund gerückt. Anhaltende Entzündungen können die Blutgefäße schädigen und zur Bildung von atherosklerotischen Plaques führen. Solche Plaques, die sich aus Cholesterin, Immunzellen und Zelltrümmern zusammensetzen, können platzen, was zur Bildung von Blutgerinnseln und schließlich zu Herzinfarkten führen kann.

Menschen, die an einer Herzerkrankung leiden, haben häufig hohe Werte an wichtigen Entzündungsmarkern wie C-reaktives Protein (CRP) und Interleukin-6 (IL-6). Ein wesentlicher Faktor für chronische Entzündungen ist die ständige Aktivierung des Immunsystems, die durch Erkrankungen wie Rauchen, Bluthochdruck und überhöhte Cholesterinwerte verursacht wird. Dieser Entzündungszustand kann durch Lebensstilvariablen wie schlechte Ernährung und Bewegungsmangel noch verschlimmert werden, was die Bedeutung umfassender Methoden für das Management des Risikos von Herzerkrankungen unterstreicht.

2. **Diabetes und Entzündungen:**

Insulinresistenz und hohe Blutzuckerwerte sind zwei der bestimmenden Merkmale von Diabetes, insbesondere des insulinresistenten Typ-2-Diabetes. Es gibt immer mehr Hinweise darauf, dass Entzündungen eine wichtige Rolle bei der Entstehung von

Diabetes und der Entwicklung von Insulinresistenz spielen. Es ist möglich, einen anhaltenden niedriggradigen Entzündungszustand zu haben, da das Fettgewebe, auch bekannt als Fettzellen, für die Freisetzung von entzündungsfördernden Zytokinen verantwortlich ist.

Die Fähigkeit des Körpers, den Blutzuckerspiegel angemessen zu regulieren, wird durch Entzündungen beeinträchtigt, die die Signalwege für Insulin stören. Diese Insulinresistenz kann letztlich zu einer Fehlfunktion der Betazellen führen, was wiederum zur Entwicklung von Diabetes beitragen kann. Andererseits kann Diabetes selbst zur Aufrechterhaltung von Entzündungen beitragen, was letztlich zu einem Teufelskreis führt.

Wenn man die komplexe Beziehung zwischen Entzündungen und Diabetes versteht, kann man die Bedeutung einer Änderung des Lebensstils für die Behandlung von Diabetes besser einschätzen. Es ist möglich, die Entzündung zu verringern und die Insulinempfindlichkeit zu verbessern, indem man abnimmt, sich regelmäßig körperlich betätigt und eine ausgewogene Ernährung beibehält. Dies kann wertvolle Einblicke in präventive Taktiken und ein ganzheitliches Diabetesmanagement liefern.

3. **Autoimmunerkrankungen und Entzündungen:**

Das Immunsystem greift körpereigenes Gewebe an, was zur Entwicklung von Autoimmunerkrankungen führen kann. Entzündliche Prozesse tragen wesentlich zur Entwicklung einer Reihe von Autoimmunkrankheiten bei, wie z. B. rheumatoide Arthritis, Lupus und Multiple Sklerose. Bei Patienten, die an diesen Erkrankungen leiden, ist das Immunsystem nicht in der Lage, zwischen selbst und fremd zu unterscheiden, was zu anhaltenden Entzündungen und Gewebeschäden führt.

Die bei Autoimmunerkrankungen auftretende überschießende Immunreaktion, zu der die Bildung von Autoantikörpern und entzündlichen Zytokinen gehört, ist häufig die Ursache für die bei diesen Erkrankungen auftretenden Entzündungen. Es gibt eine Reihe von Variablen, die zur Entwicklung von Autoimmunkrankheiten beitragen können, darunter eine genetische Veranlagung, Umweltfaktoren und eine Dysregulation des Immunsystems.

Medikamente, die das Immunsystem hemmen, werden häufig bei der Behandlung von Autoimmunerkrankungen eingesetzt, um die Entzündung zu verringern. Andererseits kann ein ganzheitlicher Ansatz, der Ernährungsmaßnahmen, Stressbewältigung und

Anpassungen des Lebensstils umfasst, eine sinnvolle Ergänzung zur medizinischen Therapie sein. Ein Beispiel hierfür wäre eine entzündungshemmende Ernährung, die reichlich Omega-3-Fettsäuren, Antioxidantien und entzündungshemmende Kräuter enthält. Diese Diäten haben das Potenzial, die Symptome wirksam zu lindern und das allgemeine Wohlbefinden derjenigen zu verbessern, die an Autoimmunerkrankungen leiden.

Die komplizierte Beziehung zwischen Entzündungen und chronischen Krankheiten macht deutlich, wie wichtig ein ganzheitlicher und interdisziplinärer Ansatz in der medizinischen Therapie ist. Die Erkenntnis, dass Entzündungen ein gemeinsamer Faktor von Herz-Kreislauf-Erkrankungen, Diabetes und Autoimmunerkrankungen sind, eröffnet neue Möglichkeiten für die Entwicklung von Präventionsstrategien und innovativen Behandlungsmethoden. Änderungen des Lebensstils, wie z. B. eine nährstoffreiche Ernährung, regelmäßige körperliche Betätigung und der Umgang mit Stress, haben das Potenzial, wirksame Instrumente im Kampf gegen Entzündungen zu sein und die Belastung durch chronische Krankheiten zu mindern. In dem Maße, in dem wir ein besseres Verständnis der molekularen Wege gewinnen, die die Entzündung steuern, wächst auch die Chance für gezielte Therapien, die das Potenzial haben, die Landschaft der Behandlung chronischer Krankheiten zu verändern.

Frühstücks-Rezepte

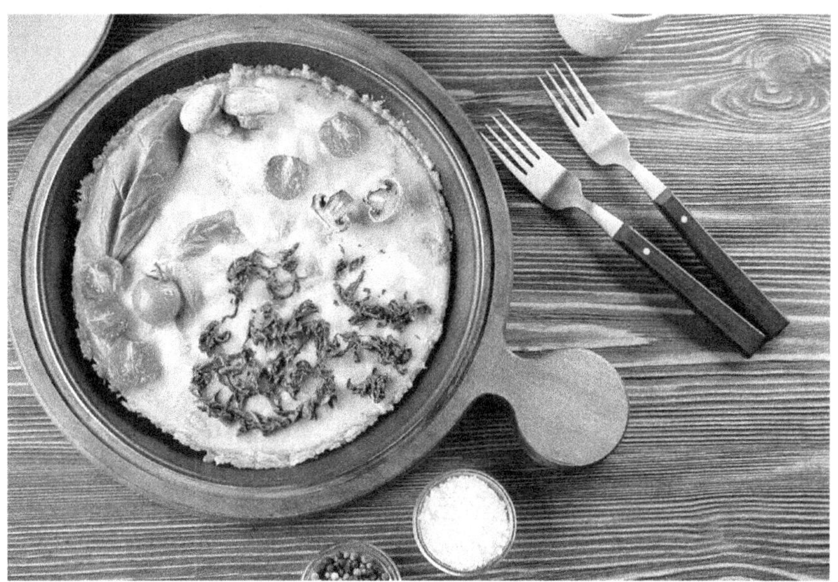

- Portionen: 1

Zutaten:

- 2 Eiweiß
- 1 Scheibe Vollkorntoast
- 115 g frische Champignons in Scheiben geschnitten
- 30 g geriebener fettfreier amerikanischer Käse
- Pfeffer
- 5 g Olivenöl
- 250 g gehackter frischer Spinat
- 1 ganzes Ei

Wegbeschreibung:

1. Geben Sie das Öl in eine antihaftbeschichtete Pfanne, die auf mittlerer bis hoher Temperatur steht. Zunächst wird die Pfanne mit Öl bedeckt und eine Minute lang erhitzt.

2. Einige Champignons und Spinat untermischen. Etwa zwei bis drei Minuten nach dem Anbraten sollte der Spinat verwelkt sein.
3. Währenddessen in einer Schüssel das Ei, das Eiweiß und den Käse gründlich vermengen. Mit Pfeffer würzen.
4. Wenn die Eier vollständig gekocht sind, rühren Sie sie etwa drei bis vier Minuten lang um, nachdem Sie die Eimischung in die Pfanne gegossen haben.
5. Am besten schmeckt dieses Gericht mit einer Scheibe Vollkornbrot.

Nährwertangaben:

6. Kalorien: 290,6, Fett: 11,8 g,
7. Kohlenhydrate:21,8 g,
8. Eiweiß:24,3 g,
9. Zucker:1,4 g, Natrium:1000 mg

2. Pikante Frühstückspfannkuchen

- Portionen: 4
- Zubereitungszeit: 6 Minuten

Zutaten:

- 115 g Mandelmehl
- 115 g Tapiokamehl
- 250 ml Kokosnussmilch
- 2,5 g Chilipulver
- 1,5 g Kurkumapulver
- ½ rote Zwiebel, gewürfelt
- 1 Handvoll Korianderblätter, gehackt
- ½ Zoll Ingwer, gerieben
- 5g Salz
- 1,5 g gemahlener schwarzer Pfeffer

Wegbeschreibung:

1. Rühren Sie alle Zutaten in einer Schüssel zusammen, bis sie gut vermischt sind.
2. Erhitzen Sie eine Pfanne bei niedriger bis mittlerer Hitze und schmieren Sie sie mit Öl ein.

3. Um einen Pfannkuchen zu formen, gießen Sie eine viertel Tasse Teig in die Pfanne und verteilen ihn in kreisförmigen Bewegungen.
4. Drei Minuten auf jeder Seite anbraten.
5. Fahren Sie damit fort, bis der Teig glatt ist.

Nährwertangaben:

6. Kalorien 108Gesamtfett 2gGesättigtes Fett 1gGesamtkohlenhydrate 20gNettokohlenhydrate 19,5gEiweiß 2gZucker: 4gBallaststoffe: 0,5gNatrium: 37mgKalium 95mg

3. Ahorn-Mokka-Frappé

- Portionen: 2

Zutaten:

- 15 g ungesüßtes Kakaopulver
- 125 ml fettarme Milch
- 30 g reiner Ahornsirup
- 125 g gebrühter Kaffee
- 1 kleine reife Banane
- 250 ml fettarmer Vanillejoghurt

Wegbeschreibung:

1. Pürieren Sie die Banane in einem Mixer oder einer Küchenmaschine und pürieren Sie sie.
2. Nach dem Hinzufügen der restlichen Zutaten pulsieren Sie die Mischung, bis sie homogen und cremig ist.
3. So schnell wie möglich servieren.

Nährwertangaben:

- Kalorien: 206, Fett:2 g, Kohlenhydrate:38 g, Eiweiß:6 g, Zucker:17 g, Natrium:65 mg

- Portionen: 6
- Zubereitungszeit: 25 Minuten

Zutaten:

- 250 g Mandelmehl
- 5 g Backpulver
- 1g Salz
- 115 g Erythrit
- 83ml Mandelmilch, ungesüßt
- 2 Bio-Eier
- 83 g Erdnussbutter, ungesüßt
- 30 g Kakaonibs

Wegbeschreibung:

1. Nach dem Einschalten des Ofens die Temperatur auf 350 Grad Fahrenheit einstellen und den Ofen vorheizen lassen.
2. In der Zwischenzeit das Mehl in eine Schüssel geben, Backpulver, Salz und Erythrit hinzufügen und umrühren, bis sich alles verbunden hat.
3. Als Nächstes die Milch einrühren, dann die Eier und die Erdnussbutter hinzugeben, mit dem Schneebesen verrühren und zuletzt die Schokoladennibs unterheben.
4. Ein Muffinblech mit sechs Förmchen verwenden, die Förmchen mit Muffinförmchen auskleiden, den Teig gleichmäßig verteilen und die Muffins fünfundzwanzig Minuten backen oder bis sie durchgebacken sind und eine schöne braune Farbe haben.
5. Die Muffins nach dem Backen auf ein Gitterrost stellen, damit sie vollständig abkühlen können. Danach jeden Muffin in Alufolie wickeln und bis zu fünf Tage im Kühlschrank aufbewahren.
6. Wenn Sie fertig sind, können Sie die Muffins servieren.

Nährwertangaben:

7. Kalorien 265, Gesamtfett 20,5 g, Gesamtkohlenhydrate 2 g, Eiweiß 7,5 g

- Portionen: 4
- Zubereitungszeit: 20 Minuten

Zutaten:

- 10 g geröstetes Sesamöl
- 5 g Reisessig
- 30 ml natriumreduzierte Sojasauce
- 2,5 g Zwiebelpulver
- 5 g Knoblauchpulver
- 1 Block Tofu, in Würfel geschnitten
- 15 g Kartoffelstärke

Wegbeschreibung:

1. Alle Zutaten, außer dem Tofu und der Kartoffelstärke, in eine Schüssel geben.
2. Gründlich vermischen.
3. Den Tofu mit in die Schüssel geben.
4. Eine halbe Stunde lang marinieren lassen.
5. Zum Bestreichen des Tofus sollte Kartoffelstärke verwendet werden.
6. Legen Sie etwas Tofu in den Korb der Fritteuse.
7. In der Fritteuse bei 370 Grad Celsius zwanzig Minuten lang frittieren, dabei die Pfanne nach der Hälfte der Zeit schütteln.

6. Blumenkohlwaffeln mit Käse und Thymian

- Portionen: 2
- Zubereitungszeit: 15 Minuten

Zutaten:

- 115 g geriebener Mozzarella-Käse
- 60 g geriebener Parmesankäse
- ¼ großer Blumenkohlkopf
- 115 g Blattkohl
- 1 großes Bio-Ei

- 1 Stängel grüne Zwiebel
- 7ml Olivenöl
- 2,5 g Knoblauchpulver
- 1,5 g Salz
- 7 g Sesamsamen
- 5 g frischer Thymian, gehackt
- 1,5 g gemahlener schwarzer Pfeffer

Wegbeschreibung:

1. Den Blumenkohl, die Frühlingszwiebeln, den Mangold und den Thymian in eine Küchenmaschine geben. Die Mischung zwei bis drei Minuten lang pulsieren, bis sie völlig glatt ist.
2. Geben Sie die Mischung in eine Schüssel, fügen Sie dann die weiteren Zutaten hinzu und rühren Sie, bis alles in der Schüssel ist.
3. Das Waffeleisen einschalten, mit Öl einfetten und, sobald es heiß ist, die Hälfte des vorbereiteten Teigs hineingeben. Mit dem Deckel abdecken und weiterbacken, bis der Teig angenehm gebräunt und fest ist.
4. Sobald die Waffel fertig gebacken ist, wird sie in eine Schüssel gegeben, und mit dem restlichen Teig wird eine weitere Waffel auf die gleiche Weise gebacken.
5. Servieren Sie die Speisen sofort.

Nährwertangaben:

- Kalorien 144, Kohlenhydrate insgesamt 8,5, Fett insgesamt 9,4 g, Eiweiß 9,3 g, Zucker 3 g, Natrium 435 mg

7. Zuckermais-Muffins

- Portionen: 1

Zutaten:

- 15 g natriumfreies Backpulver
- 200ml milchfreie Milch
- 5 g reiner Vanilleextrakt
- 125 g Zucker
- 250 g weißes Weizenvollkornmehl

- 225 g Maismehl
- 125 g Rapsöl

Wegbeschreibung:

1. Den Ofen auf 400 Grad Fahrenheit vorheizen. Ein Muffinblech, in das 12 Muffins passen, mit Papierförmchen auslegen und beiseite stellen.
2. Maismehl, Mehl, Zucker und Backpulver sollten in einer Rührschüssel mit einem Schneebesen vermischt werden, um eine zufriedenstellende Mischung zu gewährleisten.
3. Rühren Sie die milchfreie Milch, das Öl und den Vanilleextrakt zusammen, bis sie vollständig eingearbeitet sind.
4. Verteilen Sie den Teig gleichmäßig in den Muffinförmchen. Das Muffinblech auf die mittlere Schiene des Ofens stellen und die Muffins fünfzehn Minuten lang backen.
5. Nach dem Herausnehmen aus dem Ofen zum Abkühlen auf ein Gitterrost legen.

Nährwertangaben:

- Kalorien: 203, Fett:9 g, Kohlenhydrate:26 g, Eiweiß:3 g, Zucker:9,5 g, Natrium:255 mg

8. Frisches & fruchtiges Perky Parfait

- Portionen: 2
- Kochzeit: 0 Minuten

Zutaten:

- 115 g frische Himbeeren
- Eine Prise Zimt
- 5 g Ahornsirup
- 30 g Chiasamen
- 448 g Naturjoghurt
- Frisches Obst: geschnittene Brombeeren, Nektarinen oder Erdbeeren

Wegbeschreibung:

1. Die Himbeeren in einer Rührschüssel mit einer Gabel zerdrücken, bis sie eine marmeladenartige Konsistenz haben. Zimt, Sirup und Chiasamen hinzufügen. Weiter pürieren, bis alle Zutaten eingearbeitet sind. Beiseite stellen.
2. In zwei Serviergläsern abwechselnd Joghurt und die Mischung schichten. Mit frischen Fruchtscheiben garnieren.

Nährwertangaben:

- Kalorien 315 Fett: 8,7g Eiweiß: 19,6g Natrium: 164mg Kohlenhydrate insgesamt: 45,8g Ballaststoffe: 6,5g

9. Frischkäse-Lachs-Toast

- Portionen: 2
- Zubereitungszeit: 2 Minuten

Zutaten:

- Vollkorn- oder Roggentoast, zwei Scheiben
- Rote Zwiebel, fein gehackt, zwei Esslöffel
- Frischkäse, fettarm, zwei Esslöffel
- Basilikumflocken, ein halber Teelöffel
- Rucola oder Spinat, gehackt, eine halbe Tasse
- Geräucherter Lachs, zwei Unzen

Wegbeschreibung:

1. Das Weizenbrot sollte getoastet sein. Um die Frischkäse-Basilikum-Mischung auf den Toast zu streichen, die beiden Zutaten miteinander vermengen. Lachs, Rucola und Zwiebeln hinzufügen.

Nährwertangaben:

- Kalorien 291 Fett 15,2 Gramm Kohlenhydrate 17,8 Gramm Zucker 3 Gramm

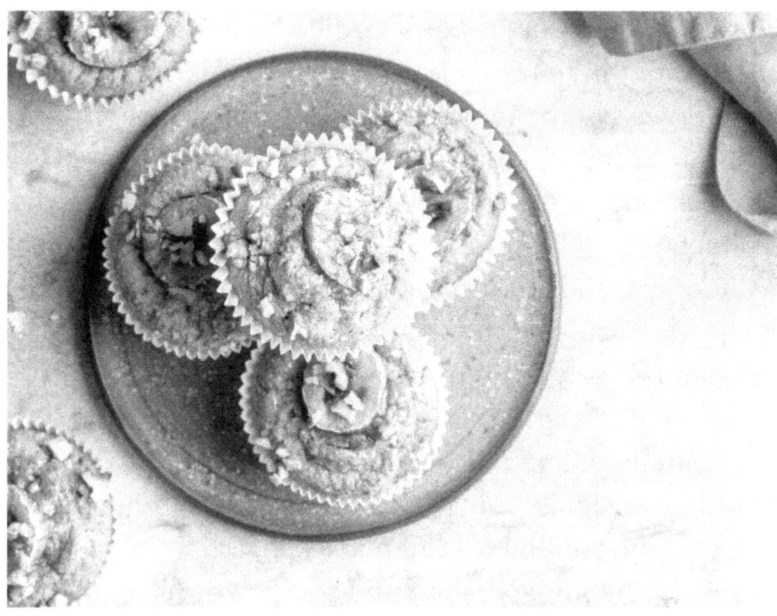

- Portionen: 9
- Zubereitungszeit: 40 Minuten

Zutaten:

- Haferflocken ¾ kg
- Banane, püriert 250 g
- Eier 2
- Dattelpaste 30g
- Sojabohnenöl 45ml
- Mandelmilch, ungesüßt 250 g
- Vanilleextrakt 5g
- Meersalz 2,5 g
- Zimt 5g
- Backpulver 5g
- Walnüsse, gehackt 125g

Wegbeschreibung:

1. Eine acht mal acht Meter große Auflaufform sollte eingefettet oder mit Pergamentpapier ausgekleidet werden, bevor sie bei einer Temperatur von 350

Grad in den Ofen geschoben wird. Dadurch wird verhindert, dass die Form im Ofen festklebt.

2. Die Dattelpaste, die zerdrückte Banane, die Mandelmilch, die Eier, das Sojaöl und den Vanilleextrakt in einer speziell für die Küche vorgesehenen Schüssel vermengen. Vergewissern Sie sich, dass die Dattelpaste vollständig in die übrigen Zutaten eingearbeitet ist, indem Sie diese Mischung so lange verquirlen, bis keine Klümpchen mehr vorhanden sind. Es ist jedoch zulässig, dass die pürierte Banane Klumpen bildet.

3. Nachdem Sie die Haferflocken, den Zimt, das Meersalz und das Backpulver gründlich in die Bananenmischung eingearbeitet haben, arbeiten Sie die gehackten Walnüsse sorgfältig in die Mischung ein.

4. Nachdem Sie die Bananen-Walnuss-Haferflocken gemischt haben, verteilen Sie die Mischung auf dem Boden der vorbereiteten Backform und schieben die Form in die Mitte des auf hohe Temperatur eingestellten Ofens. Lassen Sie sie etwa dreißig bis fünfunddreißig Minuten backen, oder bis die Haferflocken eine goldene Farbe angenommen haben und fest geworden sind. Es wird empfohlen, die gebackenen Haferflocken aus dem Ofen zu nehmen und mindestens fünf Minuten abkühlen zu lassen, bevor sie serviert werden. Genießen Sie sie allein oder mit frischem Obst und Joghurt.

11. Kartoffel-Bohnen-Haschee

- Portionen: 4
- Kochzeit: 50 Minuten

Zutaten:

- 1kg Kartoffeln, gewürfelt
- Champignons, in Scheiben geschnitten 125g
- Paprika, gewürfelt - 1
- Zucchini, gewürfelt 250g
- Gelber Kürbis, gewürfelt 250 g
- Pinto-Bohnen, gekocht - 300 g
- Schwarzer Pfeffer, gemahlen 1,5 g
- Paprika, gemahlen 2,5 g
- Meersalz 2,5 g
- Zwiebelpulver 7,5 g
- Knoblauchpulver 7,5 g

Wegbeschreibung:

1. Heizen Sie den Ofen auf 425 Grad Fahrenheit vor und legen Sie ein großes Backblech aus Aluminium mit Pergamentpapier aus, das für den Gebrauch in der Küche vorbereitet ist.
2. Die gewürfelten Kartoffeln auf das Backblech legen und dann den schwarzen Pfeffer und das Meersalz in die Kartoffeln einarbeiten. Die gewürfelten und gewürzten Kartoffeln in den Ofen schieben und fünfundzwanzig Minuten lang rösten lassen. Sobald die Kartoffeln herausgenommen werden, schwenken Sie sie gründlich durch.
3. Währenddessen die weiteren Zutaten für das Haschee in einer großen Pfanne vermengen, die in den Ofen geschoben werden kann. Nachdem Sie die teilweise gekochten Kartoffeln geschwenkt haben, stellen Sie sowohl die Gemüsepfanne als auch die Kartoffelpfanne in den Ofen, bevor Sie sie in den Ofen stellen. Es empfiehlt sich, die beiden Hähnchenteile noch eine Viertelstunde länger braten zu lassen.
4. Die Pfanne und die Bratpfanne aus dem Ofen nehmen und den Inhalt der Pfanne mit den bereits gebratenen Kartoffeln vermischen. Entweder allein oder mit Eiern servieren.

12. Pfirsiche mit Honig-Mandel-Ricotta

- Portionen: 6
- Kochzeit: 0 Minuten

Zutaten:

- Verbreitung
- Ricotta, entrahmte Milch 250ml
- Honig, 5g
- Mandeln, dünne Scheiben, 115g
- Mandel-Extrakt, 1,5 g
- Dienen
- Pfirsiche, in Scheiben geschnitten, 250 g
- Brot, Vollkornbrötchen oder Toast

Wegbeschreibung:

1. Honig, Mandelextrakt, Ricotta und Mandeln in einer Schüssel verrühren. Einen Esslöffel dieser Mischung auf das geröstete Brot streichen und mit Pfirsichen belegen.

Nährwertangaben:

* Kalorien 230 Eiweiß 9 Gramm Fett 8 Gramm Kohlenhydrate 37 Gramm Ballaststoffe 3 Gramm Zucker 34 Gramm

13. Zucchinibrot

* Portionen: 6
* Kochzeit: 70 Minuten

Zutaten:

* Weißes Weizenvollkornmehl 500 g
* Backnatron 5g
* Backpulver 10g
* Meersalz 2,5 g
* Zimt, gemahlen 10g
* Ei, groß - 1
* Vanilleextrakt 5g
* Apfelmus, ungesüßt 115g
* Zucchini, gerieben ½ kg
* Lakanto Mönchsfrucht-Süßstoff 187g

Wegbeschreibung:

1. Bereiten Sie eine Laibform mit den Maßen neun mal fünf Zoll vor, indem Sie sie mit Pergamentpapier auskleiden oder einfetten und den Ofen auf 350 Grad Fahrenheit vorheizen.
2. Apfelmus, Zucchini, Vanilleextrakt, Mönchsfruchtsüße, Ei und Vanilleextrakt sollten in einer großen Rührschüssel in der Küche mit einem Schneebesen vermengt werden. Mischen Sie die trockenen Zutaten in einer separaten Schüssel, um zu vermeiden, dass durch das Backpulver oder Natron Klumpen entstehen.

So wird sichergestellt, dass die trockenen Bestandteile gründlich miteinander vermischt werden.

3. Die trockenen Zutaten für das Zucchinibrot werden zu den feuchten Zutaten gegeben und dann vorsichtig untergehoben, bis sie vollständig vermischt sind. Reinigen Sie die Rührschüssel mit einem Schaber und füllen Sie die Zutaten in die vorbereitete Laibform.

4. Der Zucchinibrotlaib wird in den Ofen geschoben und gebacken, bis er durchgebacken ist. Etwa eine Stunde nach dem Einschieben ist es fertig, wenn sich ein Zahnstocher ohne Rückstände herausziehen lässt.

5. Es empfiehlt sich, die Zucchinibrotform aus dem Ofen zu nehmen und zehn Minuten abkühlen zu lassen, bevor man das Zucchinibrot aus der Form nimmt und auf einem Gitterrost auskühlen lässt. Bevor Sie das Zucchinibrot in Scheiben schneiden, sollten Sie warten, bis es vollständig abgekühlt ist.

14. Apfel-Zimt-Riegel

- Portionen: 4
- Zubereitungszeit: 35 Minuten

Zutaten:

- Hafer 250g
- Zimt, gemahlen 5g
- Backpulver 2,5 g
- Backpulver 2,5 g
- Vanilleextrakt 5g
- Meersalz 1g
- Lakanto Mönchsfrucht-Süßstoff 45g
- Apfel, geschält und gewürfelt - 1
- Joghurt, normal 45g
- Sojabohnenöl 15g
- Eier - 2

Wegbeschreibung:

1. Beginnen Sie mit dem Vorheizen Ihres Ofens auf 350 Grad Fahrenheit und bereiten Sie eine quadratische Auflaufform vor, die acht mal acht Zoll groß ist, indem Sie sie mit Küchenpapier auslegen.

2. Geben Sie die anderen Zutaten und drei Viertel der Haferflocken in einen Mixer und pürieren Sie sie, bis sie glatt sind. Nachdem Sie die Zutaten gründlich vermischt haben, verwenden Sie einen Spatel, um die restlichen Haferflocken einzuarbeiten. Füllen Sie die Mischung in die vorbereitete Backform und schieben Sie sie in die Mitte des Ofens. Backen Sie die Apfel-Zimt-Riegel etwa fünfundzwanzig bis dreißig Minuten, oder bis sie vollständig durchgebacken sind und keine Krümel mehr übrig sind. Wenn die Riegel fertig sind, kann man sie mit einem Messer oder Zahnstocher einstechen und herausnehmen, ohne dass Rückstände zurückbleiben.

3. Sobald die Apfel-Zimt-Riegelform aus dem Ofen genommen wurde, warten Sie, bis die Riegel vollständig abgekühlt sind, bevor Sie sie in Scheiben schneiden und zum Abkühlen in den Kühlschrank legen. Obwohl die Riegel bei Zimmertemperatur verzehrt werden können, empfiehlt es sich, sie vor dem Verzehr eine Zeit lang abkühlen zu lassen.

15. Blaubeer-Muffins

- Portionen: 10
- Kochzeit: 22-25 Minuten

Zutaten:

- 750 g Mandelmehl
- 15 g Kokosnussmehl
- 2,5 g Backpulver
- 45 g gemahlener Zimt, geteilt
- Salz, nach Geschmack
- 2 Bio-Eier
- 60 ml Kokosnussmilch
- 60 ml Kokosnussöl
- 60 g Ahornsirup
- 15 g Bio-Vanille-Aroma
- 250 g frische Heidelbeeren

Wegbeschreibung:

1. Backen Sie bei einer Temperatur von 350 Grad Fahrenheit. Bereiten Sie ein großes Muffinblech mit zehn gefetteten Mulden vor.

2. Mehl, Backpulver, zwei Teelöffel Zimt und Salz werden in einer großen Schüssel miteinander vermischt.
3. Verquirlen Sie Eier, Milch, Öl, Ahornsirup und Vanilleextrakt in einer separaten Schüssel, bis sie gut vermischt sind.
4. Nach dem Hinzufügen der Eimischung zur Mehlmischung sollten beide gründlich vermengt werden.
5. Die Blaubeeren untermischen.
6. Verteilen Sie die Mischung gleichmäßig in die vorbereiteten Muffinförmchen.
7. Den Zimt gleichmäßig darüber streuen.
8. Etwa 22 bis 25 Minuten backen, oder bis ein Zahnstocher, der in die Mitte des Kuchens gesteckt wird, nach dem Herausnehmen sauber bleibt.

Nährwertangaben:

- Kalorien: 328, Fett: 11g, Kohlenhydrate: 29g, Ballaststoffe: 5g, Eiweiß: 19g

16. Blaubeer-Smoothie

- Portionen: 1
- Kochzeit: 0 Minuten

Zutaten:

- 1 Banane, geschält
- 2 Handvoll Babyspinat
- 15 g Mandelbutter
- 125 g Heidelbeeren
- 1,5 g gemahlener Zimt
- 5 g Maca-Pulver
- 115 g Wasser
- 125ml Mandelmilch, ungesüßt

Wegbeschreibung:

1. Geben Sie Spinat, Banane, Blaubeeren, Mandelbutter, Zimt, Maca-Pulver, Wasser und Milch in Ihren Mixer. Mixen Sie, bis alles gut vermischt ist. Pürieren Sie die Mischung gründlich, gießen Sie sie dann in ein Glas und servieren Sie sie.
2. Viel Spaß!

Nährwertangaben:

3. Kalorien 341, Fett 12, Ballaststoffe 11, Kohlenhydrate 54, Eiweiß 10

17. Gefüllte Süßkartoffeln mit Zimt und Apfel

- Portionen: 4
- Zubereitungszeit: 10 Minuten

Zutaten:

- Süßkartoffeln, 4 gebackene
- Rote Äpfel, gewürfelt 3
- Wasser 62,5 ml
- Prise Meersalz
- Zimt, gemahlen 5g
- Gewürznelken, gemahlen 1g
- Ingwer, gemahlen 2,5 g
- Pekannüsse, gehackt 60g
- Mandelbutter 60 g

Wegbeschreibung:

1. Der erste Schritt besteht darin, die Äpfel mit dem Wasser, dem Meersalz, den Gewürzen und den Pekannüssen in einer großen Pfanne zu vermischen, die nicht zusammenklebt. Nachdem Sie die Äpfel mit einem gut sitzenden Deckel abgedeckt haben, lassen Sie sie etwa fünf bis sieben Minuten köcheln, oder bis sie die gewünschte Zartheit erreicht haben. Die genaue Zeit, die für das Garen der Äpfel mit Gewürzen benötigt wird, hängt von der Größe der verwendeten Apfelscheiben und der Apfelsorte ab.
2. Die gebratenen Süßkartoffeln halbieren und jede Hälfte zum Servieren auf eine separate Platte legen. Nach Abschluss des Kochvorgangs der Äpfel diese auf die Süßkartoffeln legen und mit der Mandelbutter beträufeln. Servieren Sie das Gericht, solange es noch warm ist.

- Portionen: 2
- Zubereitungszeit: 40 Minuten

Zutaten:

- Tomaten, groß, reif 2
- Eier 2
- Parmesankäse, geraspelt 60g
- Grüne Zwiebel, in Scheiben geschnitten 3
- Knoblauch, gehackt 2 Nelken
- Petersilie, frisch 15 g
- Meersalz 2,5 g
- Natives Olivenöl extra 5g
- Schwarzer Pfeffer, gemahlen 2,5 g

Wegbeschreibung:

1. Drehen Sie die Temperatur des Backofens auf 350 Grad Fahrenheit hoch und machen Sie eine ofenfeste Pfanne zum Kochen bereit.
2. Schneiden Sie den oberen Teil der Tomate, der den Stielansatz umgibt, rund ab und legen Sie ihn auf ein Schneidebrett. Wenn Sie die Kerne aus der Tomate entfernen möchten, sollten Sie mit einem Löffel vorsichtig in das Innere der Tomate schneiden und die Kerne dann wegwerfen. Wenn Sie die überschüssige Flüssigkeit und die Kerne aus der Tomatenfrucht entfernt haben, bleibt die Hülle des Tomatenfleisches übrig.

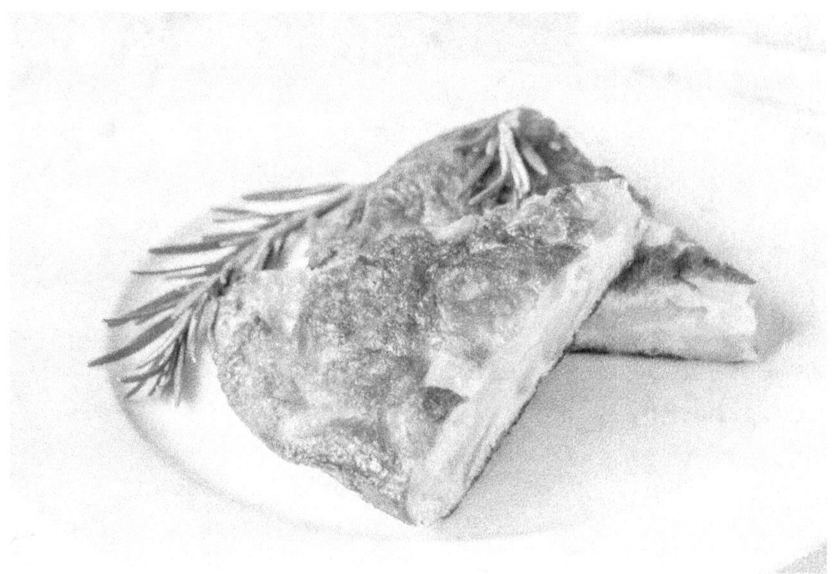

- Für 4 bis 6 Personen

Zutaten (für die Frittata):

- Große Bio-Eier (1 Dutzend)
- Kokosnussmilch 125ml
- Meersalz nach Geschmack
- Natives Olivenöl extra oder Kokosnussöl 30ml
- Kleine, fein gehackte rote Zwiebel (1 St.)
- Gebratene Champignons oder Gemüse nach Wahl
- Spinat oder Rucola 250 g

Verfahren:

1. Heizen Sie den Ofen auf 375 Grad Fahrenheit auf, bevor Sie mit der Zubereitung beginnen.
2. Nachdem Sie die Eier und die Kokosmilch mit einem Schneebesen verrührt haben, geben Sie zwei Prisen Salz auf die Mischung und stellen sie dann beiseite.
3. Zum Erhitzen des Kokosöls eine Pfanne nehmen und die Temperatur auf mittlere bis hohe Stufe stellen. Sobald die Zwiebeln glasig werden, braten Sie sie etwa drei Minuten lang an. Die Pilze oder das Gemüse Ihrer Wahl hinzugeben und anbraten, bis sie zarter werden. Um den Spinat aufzuweichen, geben Sie ihn zu

der Gemüsemischung und heben ihn unter, bis er vollständig eingearbeitet ist. Das Gemüse wird aus der Pfanne genommen und beiseite gestellt.

4. Falls nötig, die Hitze auf eine niedrige Stufe reduzieren und etwas Kokosöl hinzufügen. Die Eier in dieselbe Pfanne geben und schütteln, um sicherzustellen, dass die Mischung gleichmäßig in der Pfanne verteilt ist. Nach etwa fünf weiteren Minuten Kochzeit die Hitze auf mittlere bis niedrige Stufe reduzieren. Um die Eier mit den anderen Zutaten in der Mitte der Pfanne zu vermengen, mit einem Spatel die Eier am Rand der Pfanne auffangen. Dies tun Sie so lange, bis keine Ränder mehr flüssig sind. Die Gemüsemischung in einer gleichmäßigen Schicht auf der Oberseite verteilen.

5. Das Gericht in den Ofen schieben und weitere fünf Minuten garen, bis es die gewünschte Konsistenz erreicht hat und leicht gebräunt ist. Nach dem Ausschalten des Ofens nehmen Sie die Form aus dem Ofen. Es ist wichtig, dabei vorsichtig mit dem heißen Griff umzugehen, daher empfiehlt es sich, vorher Topflappen anzuziehen. Zum Schluss die nur leicht gebratene Frittata auf eine große Servierplatte geben. Um die Pfanne zu bedecken, legen Sie einen Teller darauf. Halten Sie die Pfanne und den Teller zusammen und drehen Sie sie um, so dass die Frittata auf den Teller fallen kann. Um sicherzustellen, dass die Seite, die etwas gegart ist, oben liegt, schieben Sie sie zurück in die Pfanne. Das Gericht wieder in den Ofen schieben und weitere drei bis vier Minuten backen. Servieren Sie dazu einen einfachen Salat mit einer Vinaigrette aus Zitrusfrüchten.

20. Mango-Kurkuma-Overnight-Oats mit Kefir

Inhaltsstoffe

- 5 Mangos, fein gehackt
- Milch nach Wahl, Molkerei- oder Pflanzenmilch 1 ¼ kg
- Ahornsirup 10g
- Chiasamen 15g
- Kurkuma, Ingwer, Zimt und Kardamom gemahlen, je 125 g
- Haferflocken *ggf. glutenfrei zertifiziert 1 ¼ kg
- Milchkefir, oder griechischer Joghurt 1 ¼ kg

Wegbeschreibung

1. Geben Sie in jedes der beiden Gläser eine viertel Tasse Haferflocken. Jeweils 7,5 Gramm Chiasamen, 60 Milliliter Milchkefir oder Joghurt, 60 Milliliter Milch Ihrer Wahl und die Gewürze darüber geben. Umrühren.
2. Mit fein gewürfelter frischer oder gefrorener Mango garniert servieren.
3. 24 Stunden lang im Kühlschrank aufbewahren. Direkt aus dem Glas verzehren oder in eine Schüssel umfüllen und vor dem Verzehr erwärmen.

21. Keto-Brei

Inhaltsstoffe

- ganze Chiasamen 30g
- Walnuss- oder Pekannusshälften 60 g
- ungesüßte, geröstete Kokosnuss 60 g
- ungesüßte Mandelmilch 187g
- Kokosnussmilch 60ml
- Mandelbutter, vorzugsweise geröstet 60 g
- Natives Kokosnussöl extra 15 g
- gemahlene Kurkuma 1,4 g
- Hanfsamen 30g
- eine Prise gemahlener schwarzer Pfeffer (verbessert die Aufnahme von Kurkuma erheblich)

Wegbeschreibung

1. Die Walnüsse grob hacken. Die Hanfsamen, die gehackten Walnüsse und die Kokosflocken in einer erhitzten Pfanne ein bis zwei Minuten rösten, bis sie ihr Aroma entfalten.
2. Um zu verhindern, dass das Essen anbrennt, schwenken Sie es ein paar Mal. Nach dem Röstvorgang die Mischung in eine Schüssel geben und beiseite stellen. Kokosmilch und Mandelmilch in einem kleinen Topf verrühren und bei mittlerer Hitze zum Köcheln bringen. Sobald sie heiß ist, aber nicht mehr kocht, vom Herd nehmen. Mandelbutter, Kokosnussöl, Chiasamen, Kurkumapulver, schwarzer Pfeffer und Erythrit zum Erwärmen der Mischung hinzufügen (optional). Nachdem Sie die Zutaten gründlich vermischt haben, stellen Sie die Mischung

fünf bis zehn Minuten lang beiseite. Geben Sie die Hälfte der gerösteten Mischung aus der Schüssel hinein.

3. Achten Sie darauf, dem Kurkumapulver Zimt oder Vanilleextrakt beizumischen, wenn Sie es anstelle von Bienenpollen verwenden.

22. Gebratene rote Paprika-Bisque mit Shrimps

Inhaltsstoffe

- Olivenöl 15ml
- Gehackter Knoblauch 5g
- Salz/Pfeffer 1,5 g
- 1 gehackte Schalotte
- geschälte Garnelen 168g-224g
- Wasser 15ml
- leichte Kokosmilch 420 g
- Hühnerbrühe 500 g
- Tapioka 30g
- Cayennepfeffer 2,5 g
- große rote Paprikaschoten (1-2)
- gemahlener Senf 1,5 g
- rote Paprikaflocken 5g
- Eine Prise gemahlener Ingwer

Wegbeschreibung

1. Zuerst die rote Paprika in den Ofen schieben. Backen Sie bei 475 Grad Fahrenheit.
2. Ein bis zwei rote Paprikaschoten auf ein Backblech legen.
3. Die Paprika sollten bei 475 Grad Fahrenheit zehn Minuten lang auf jeder Seite gebraten werden. Ungefähr fünfzehn bis zwanzig Minuten insgesamt
4. Die letzten zwei bis drei Minuten grillen. Aus dem Ofen nehmen. Abkühlen. Die Stiele der Paprikaschoten entfernen und die Haut abziehen.

Im Suppentopf

1. Den Knoblauch und die Schalotte sowie 15 Milliliter Öl hinzufügen.
2. Bei mittlerer Hitze anbraten, bis sich das Aroma entfaltet. Nachdem die Garnelen geschält worden sind, das Wasser hinzufügen.

3. Für Garnelen mittlerer Größe fünf bis acht Minuten bei mittlerer Hitze kochen.

4. Salz und Pfeffer hinzugeben. Alles umrühren.

5. Nach dem Herausnehmen der Garnelen diese in eine Schüssel oder auf einen Teller geben.

6. Im nächsten Schritt die Kokosmilch, die Brühe, die Gewürze und die Speisestärke in den Topf geben und alles etwa fünf Minuten lang bei niedriger Temperatur köcheln lassen. Sie können einen Mixer oder einen umgedrehten Stabmixer verwenden, um die Flüssigkeit und die gerösteten roten Paprika zu vermischen. Wenn Sie das Gericht weniger scharf mögen, reduzieren Sie die Menge an roten Pfefferflocken und Cayennepfeffer.

7. Pürieren, bis sie cremig wird. Die Suppe noch einmal in den Brühe-Topf geben. Auf kleiner Flamme zum Kochen bringen. 10-20 Minuten einkochen lassen.

8. Halten Sie die Garnelen warm, bis Sie sie servieren möchten. Zuletzt wieder dazugeben.

9. Vor dem Servieren kann das Gericht mit frischem Koriander und weiteren Paprikaschoten, z. B. Jalapenos, garniert werden.

10. Je nach Geschmack jede Schüssel zusätzlich mit Salz, Pfeffer und roten Chiliflocken würzen.

23. Entzündungshemmender Sushi-Salat

Inhaltsstoffe

- mittelgroße Gurke, in Stäbchen geschnitten (.5)
- mittlere Karotte, geschält und in Stifte geschnitten (1)
- mittlere Avocado, entkernt und in Scheiben geschnitten (1)
- Blätter getrockneter Nori, in Stäbchen geschnitten (2)
- Natives Olivenöl extra 15ml
- Geröstetes Sesamöl 15ml
- Balsamico-Essig 15g
- Kokosnuss-Aminos 15g
- mittlere Frühlingszwiebel, gehackt (1)
- Sesamsamen 15 g
- Blattgemüse 1kg

Wegbeschreibung

1. Geben Sie das Grünzeug in zwei getrennte Schalen und garnieren Sie jede Schale mit Gurke, Karotten, Avocado und Nori.
2. Für dieses Rezept wird eine Kombination aus Kokosnuss-Aminos, Olivenöl, Sesamöl und Balsamico-Essig verwendet.
3. Das Dressing wird über den Salat geträufelt und mit gehackten Frühlingszwiebeln und Sesam bestreut.
4. Genießen Sie es sofort!

24. Spaghetti Squash Huhn Alfredo

Inhaltsstoffe

- Knoblauchpulver 5g
- Meersalz 2,5 g
- Basilikum zum Garnieren
- mittlerer Spaghettikürbis (1)
- Hühnerbrust 500g
- Kokosnussöl 30ml
- Saft einer halben Zitrone

Zutaten - Sauce

- Knochenbrühe 60g
- mittlerer Blumenkohl, gehackt (1)
- Kokosnussmilch 60ml
- Olivenöl 15ml
- Knoblauchpulver 5g
- Meersalz 2,5g

Wegbeschreibung

1. Der Ofen sollte auf 400 Grad Fahrenheit vorgeheizt werden.
2. Den Kürbis der Länge nach halbieren, dann die Kerne mit einem Löffel entfernen. Im Ofen fünfundvierzig bis fünfzig Minuten garen, oder bis sich die Stränge leicht auseinanderziehen lassen.

3. Die Hähnchenbrust, nachdem sie mit Knoblauch, Salz und Zitrone gewürzt wurde, für etwa eine Stunde in den Kühlschrank stellen. Die Hähnchenbrust sollte mariniert sein.
4. Erhitzen Sie das Bratfett Ihrer Wahl bei mittlerer Temperatur und geben Sie dann das Hähnchen hinein.
5. Wenn das Huhn eine Innentemperatur von 165 Grad Fahrenheit erreicht hat, wenden Sie es nach der Hälfte des Garvorgangs.
6. Den Blumenkohl in einen mittelgroßen Topf geben und mit Wasser füllen, bis er etwa zu zwei Dritteln gefüllt ist.
7. Bringen Sie den Blumenkohl bei mittlerer Hitze auf kleiner Flamme zum Köcheln und kochen Sie ihn etwa acht bis zehn Minuten weiter, bis er die gewünschte Konsistenz erreicht hat.
8. Gießen Sie den Blumenkohl durch ein Sieb und lassen Sie ihn abkühlen.
9. Den abgekühlten Blumenkohl zusammen mit den anderen Zutaten in einen Hochleistungsmixer geben und verarbeiten, bis die Masse völlig glatt ist.
10. Den Kürbis entweder mit einem Löffel aus der Schale lösen oder im Inneren belassen.
11. Die Sauce mit den anderen Zutaten vermischen und etwas davon zum Beträufeln aufheben.
12. Zum Schluss mit Basilikum garnieren und das in Scheiben geschnittene Hähnchen mit etwas Sauce dazugeben.
13. Servieren und genießen Sie es!

25. Italienischer Schnitzelsalat

Zutaten - Salat

- geriebener Parmesankäse 187g
- Kopf Römersalat, gehackt (3)
- Traubentomaten halbiert 224g
- grüne Paprika, entkernt und ohne Stiel, gehackt (1)
- Unzen Salami, in kleine Scheiben geschnitten (8-10)
- rote Zwiebel, in dünne Scheiben geschnitten (.5)
- Kichererbsen, abgetropft und abgespült 420 g

Zutaten - Dressing

- Natives Olivenöl extra 83ml

- Italienisches Gewürz 5g
- Knoblauch, gehackt (2 Nelken)
- Rotweinessig 45 g
- Dijon-Senf 5g
- Salz 2,5g

Wegbeschreibung

1. In einer großen Schüssel den gehackten Salat, die Tomaten, die Zwiebel, die Paprika, die Salami, die Kichererbsen und den Käse vermengen. Mischen Sie die Zutaten, bis sie gleichmäßig verteilt sind.
2. Um das Dressing zuzubereiten, entweder die Zutaten für das Dressing mit dem Schneebesen verrühren oder in einem Einmachglas schütteln.
3. Schwenken Sie den Salat, nachdem Sie das Dressing darüber gegossen haben.
4. Servieren und genießen Sie es! rund)

Wegbeschreibung

1. Stellen Sie sicher, dass Ihr Ofen auf 450 Grad Fahrenheit eingestellt ist.
2. Wickeln Sie zunächst ein Backblech mit Alufolie ein und sprühen Sie die Folie mit Kochspray ein.
3. Um die roten Paprikaschoten zuzubereiten, trennen Sie zunächst die Stiele von den Paprikaschoten, halbieren Sie sie senkrecht und entfernen Sie dann das Innere.
4. Die Paprikaschoten in die Backform geben und beiseite stellen.
5. Das Putenhackfleisch wird in eine Pfanne gegeben und die Pfanne auf einen Brenner gestellt, der auf mittlere Hitze eingestellt ist.
6. Den Truthahn anbraten, bevor die Gewürze und die Sauce hinzugefügt werden. Nach dem Hinzufügen der Gewürze und der Sauce noch eine Minute weitergaren. Zum Schluss den Parmesan und den Spinat hinzugeben und eine weitere Minute kochen lassen.
7. Die Ergebnisse gleichmäßig in die roten Paprikaschoten einarbeiten.
8. Nachdem Sie das Backblech in den Ofen geschoben haben, lassen Sie die Paprikaschoten fünfundzwanzig Minuten lang garen.
9. Genießen Sie es, solange es noch heiß ist.

Mittagessen-Rezepte

Zutaten:

- 2 mittelgroße Zwiebeln, in Spalten geschnitten
- 6 Knoblauchzehen, gehackt
- 5 g Zitronen-Pfeffer-Aroma
- 5 g getrockneter Oregano
- 2,5 g gemahlener Piment
- 125 ml Wasser
- 115ml Zitronensaft
- 60ml Rotweinessig
- 30 ml Olivenöl
- 906 g Hähnchenbrust ohne Knochen und Haut
- 8 ganze Fladenbrote
- Beliebige Beilagen: Tzatziki-Sauce, zerrissener Römersalat und geschnittene Tomaten, Gurken und Zwiebeln

Wegbeschreibung:

1. Die ersten neun Zutaten in einem Kochtopf mit einem Fassungsvermögen von drei Litern vermengen; das Huhn hinzufügen. Abgedeckt bei niedriger Hitze drei bis vier Stunden kochen, oder bis das Huhn eine Innentemperatur von mindestens 165 Grad Fahrenheit erreicht hat.
2. Das Hähnchen aus dem Schongarer nehmen. Das Fleisch mit zwei Gabeln zerkleinern und wieder in den langsamen Kocher geben. Verwenden Sie eine Zange, um die Hähnchenmischung auf den Pitabroten zu verteilen. Mit den Garnierungen an Ort und Stelle anrichten.

3. Portionen: 6
4. Zubereitungszeit: 15 Minuten

Zutaten:

5. 30 ml Olivenöl
6. 1 mittelgroße Zwiebel, gewürfelt
7. ½ kg grüne Chilis
8. 5 g gemahlener Kreuzkümmel
9. 5 g gemahlener Ingwer
10. 5 g Meersalz
11. 1 kg Süßkartoffeln, geschält und in Stücke geschnitten
12. 1 kg biologische, natriumarme Gemüsebrühe
13. 30 g frischer Koriander, gehackt
14. 60 g griechischer Joghurt

Wegbeschreibung:

1. In einem großen Suppentopf das Olivenöl bei mittlerer Hitze auf eine hohe Temperatur bringen. Die Zwiebel anbraten, bis sie weich wird, nachdem sie hinzugefügt wurde. Zwei Minuten nach Zugabe der grünen Chilis und der Gewürze sollte das Gericht köcheln.
2. Sobald die Süßkartoffeln und die Gemüsebrühe eingearbeitet sind, die Mischung zum Kochen bringen.
3. Fünfzehn Minuten lang langsam köcheln lassen.
4. Den gehackten Koriander hinzufügen.
5. Die Hälfte der Suppe mit dem Mixer zu einer homogenen Masse verarbeiten. Diese Mischung wieder in den Topf mit der restlichen Suppe geben.
6. Nach Belieben können Sie zusätzliches Meersalz hinzufügen, und wenn Sie möchten, können Sie es mit einem Klecks griechischem Joghurt abschließen.

Nährwertangaben:

7. Kohlenhydrate insgesamt 33g Ballaststoffe: 5g Eiweiß: 6g Fett insgesamt: 5g Kalorien: 192

28. Quinoa-Burrito-Schalen

Zutaten:

- 1 Rezept Koriander-Limetten-Quinoa

- Für die dunklen Bohnen:
- 500 g dunkle Bohnen
- 5 g gemahlener Kreuzkümmel
- 5 g getrockneter Oregano
- Salz, nach Geschmack
- Für die Kirschtomaten Pico de Gallo:
- 1 trockene 448 g Kirschtomaten oder Traubentomaten, geviertelt
- 115 g gewürfelte rote Zwiebel
- 15 g gehackte Jalapeno-Pfefferschoten (Rippen und Kerne nach Belieben entfernen)
- 115 g gehackter, knackiger Koriander
- 30 ml Limettensaft
- Salz, nach Geschmack
- Für die Befestigungen:
- gepökelte Jalapenos schneiden
- 1 Avocado, gewürfelt

Wegbeschreibung:

1. Bereiten Sie die Koriander-Limetten-Quinoa vor, und stellen Sie sicher, dass sie erhitzt bleibt.
2. Kreuzkümmel und Oregano in einen kleinen Soßentopf geben und mit den dunklen Bohnen und ihrer Flüssigkeit vermischen. Den Behälter auf mittlere Hitze stellen. Bis die Bohnen erhitzt sind, in regelmäßigen Abständen umrühren. Wenn Sie möchten, schmecken Sie ab und salzen Sie, wenn Sie möchten.
3. Alle Zutaten für den Pico de Gallo aus Kirschtomaten in einer Schüssel vermischen und kräftig umrühren.
4. Die Koriander-Limetten-Quinoa sollte auf vier verschiedene Teller verteilt werden, um die Burrito-Schalen zusammenzustellen. In jede sollte ein Viertel der dunklen Bohnen gegeben werden. Pico de gallo aus Kirschtomaten, eingelegten Jalapenos und Avocadoscheiben darüber geben. Schätzen!
5. Bitte beachten Sie, dass alle Bestandteile dieser Gerichte im Voraus zubereitet und zum Verzehr aufgeschichtet werden können. Sie können die Quinoa und die Bohnen entweder bei Zimmertemperatur genießen oder sie aufwärmen. Beide Möglichkeiten stehen Ihnen zur Verfügung. Um sicherzustellen, dass ich die Möglichkeit habe, Quinoa-Burrito-Schüsseln während der Woche zum Mittagessen zu genießen, sorge ich gerne dafür, dass die Teile über das Ende der Woche verteilt werden.

- Portionen: 6
- Zubereitungszeit: 5 Minuten

Zutaten:

- 1 frische rote Chilischote, entkernt und fein gehackt
- 2 Bunde Broccolini, geputzt
- 15 g natives Olivenöl extra
- 2 Knoblauchzehen, in dünne Scheiben geschnitten
- 60 g natürliche Mandeln, grob gehackt
- 10 g Zitronenschale, fein gerieben
- 4 Anchovis in Öl, gehackt
- Ein Spritzer frischer Zitronensaft

Wegbeschreibung:

1. Eine Pfanne vorbereiten und etwas Öl erhitzen. Nachdem die Sardellen abgetropft sind, zwei Esslöffel Zitronenschale, fein gehackte Chilischoten und in dünne Scheiben geschnittene Handschuhe hinzufügen. Rühren Sie die Mischung häufig um, bis sie etwa dreißig Sekunden lang kocht.
2. Nach einer Minute eine Vierteltasse grob gehackte Mandeln unterrühren. Den Herd ausschalten und den Zitronensaft über das Gericht gießen.
3. Als Nächstes stellen Sie den Dämpfkorb über einen Topf mit kochendem Wasser. Einen Korb mit Broccolini bedecken und in den Korb legen.
4. Innerhalb von drei bis vier Minuten kochen, bis das Fleisch knusprig-zart ist. Abtropfen lassen und dann auf eine Servierplatte geben.
5. Zum Schluss die Mandelmischung darüber streuen und genießen!

Nährwertangaben:

6. 414 Kalorien 6,6 g Fett 1,6 g Kohlenhydrate insgesamt 5,4 g Eiweiß

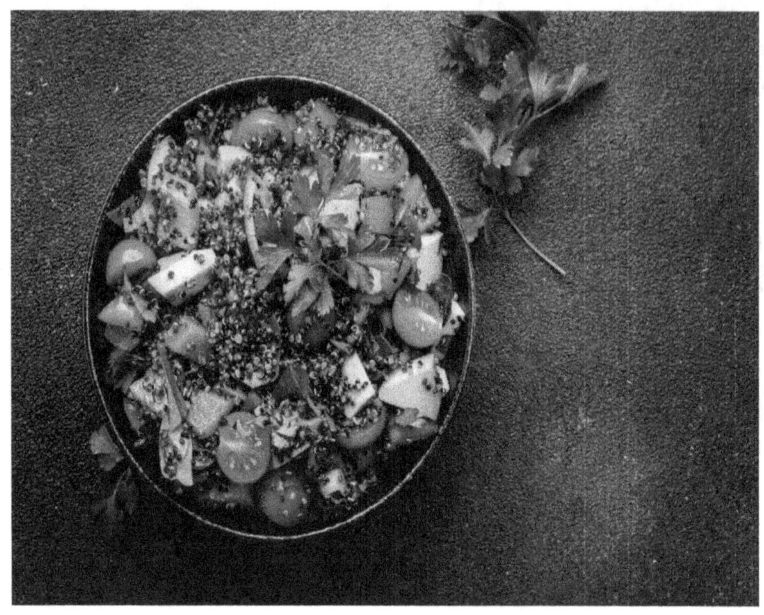

Zutaten:

- 125 g Quinoa, trocken
- 30gml Avocado- oder Kokosnussöl
- 2 Knoblauchzehen, gepresst
- 125 g Mais, in Dosen oder fest geworden
- 3 große Ringerschoten, gehackt
- 1/2 mittelgroße Jalapeño-Schote, entkernt und gehackt
- 15 g Kreuzkümmel
- 420 g Behälter mit dunklen Bohnen, gespült und entleert
- ¼ kg Koriander, fein gehackt und geteilt
- 115 g grüne Zwiebeln, fein gehackt und geteilt
- 500 g Tex-Mex-Cheddar, zerstört und getrennt
- 200ml Kokosnussmilch in Dosen
- 1,5 g Salz

Wegbeschreibung:

1. Bereiten Sie die Quinoa gemäß den Anweisungen auf der Packung zu und bewahren Sie sie dann an einem sicheren Ort auf. Heizen Sie den Broiler auf 350 Grad vor.

2. Während die große antihaftbeschichtete Tonpfanne auf mittlerer Stufe erhitzt wird, das Öl hineingeben und umrühren. Knoblauch hinzufügen und dreißig Sekunden lang unter häufigem Umrühren braten. Mais, Jalapenos, Peperoni und Kreuzkümmel in die Pfanne geben. Zusammengeben und drei Minuten lang ohne Rühren kochen, dann noch einmal zusammengeben und weitere drei Minuten kochen.
3. Zusammen mit der gekochten Quinoa, den dunklen Bohnen, einer dreiviertel Tasse Koriander, einer viertel Tasse Frühlingszwiebeln, einer halben Tasse Cheddar, Kokosmilch und Salz in einen großen Mixer geben. Vermengen, in eine Auflaufform (8 x 11 Zoll) geben, mit der restlichen halben Tasse Cheddar bestreuen und dreißig Minuten lang bei geschlossenem Deckel erhitzen.
4. Das Gericht aus dem Ofen nehmen und mit einer restlichen Vierteltasse Koriander und einer Vierteltasse Frühlingszwiebeln bestreuen. Das Gericht erwärmen.

31. Clean Eating Eiersalat

- Portionen: 2
- Kochzeit: 0 Minuten

Zutaten:

- 6 Bio-Eier aus Weidehaltung, hartgekocht
- 1 Avocado
- 60 g griechischer Joghurt
- 15 g Olivenöl-Mayonnaise
- 5 g frischer Dill
- Meersalz nach Geschmack
- Kopfsalat zum Servieren

Wegbeschreibung:

1. Die Avocado und die hartgekochten Eier miteinander vermischen.
2. Geben Sie den griechischen Joghurt, die mit Olivenöl hergestellte Mayonnaise und den frischen Dill in die Mischung.
3. Mit Salz aus dem Meer würzen. Das Gericht auf einem Bett aus Salat servieren.

Nährwertangaben:

- Kohlenhydrate insgesamt: 18 g Ballaststoffe: 10 g Eiweiß: 23 g Fett insgesamt: 38 g Kalorien: 486

32. Weißes Bohnen-Chili

- Portionen: 4
- Zubereitungszeit: 20 Minuten

Zutaten:

- 60 ml natives Olivenöl extra
- 2 kleine Zwiebeln, in ¼-Zoll-Würfel geschnitten
- 2 Stangen Staudensellerie, in dünne Scheiben geschnitten
- 2 kleine Möhren, geschält und in dünne Scheiben geschnitten
- 2 Knoblauchzehen, gehackt
- 10 g gemahlener Kreuzkümmel
- 7,5 g getrockneter Oregano
- 5g Salz
- 1,5 g frisch gemahlener schwarzer Pfeffer
- 750 g Gemüsebrühe
- 500 g weiße Bohnen, abgetropft und abgespült
- ¼ fein gehackte frische Blattpetersilie
- 10 g geriebene oder gehackte Zitronenschale

Wegbeschreibung:

1. In einem niederländischen Ofen das Öl bei starker Hitze auf Temperatur bringen.
2. Zwiebeln, Sellerie, Karotten und Knoblauch fünf bis acht Minuten lang anbraten, bis das Gemüse zarter geworden ist.
3. Kreuzkümmel, Oregano, Salz und Pfeffer etwa eine Minute lang anbraten, um die enthaltenen Gewürze zu rösten.
4. Die Brühe zum Kochen bringen.
5. Um die Aromen zu entfalten, die Mischung zum Köcheln bringen, dann die Bohnen hinzufügen und fünf Minuten bei leicht geschlossenem Deckel und gelegentlichem Umrühren weiterkochen.
6. Zum Servieren die Zitronenschale und die Petersilie in einer Schüssel verrühren.

7. Kalorien 300 Gesamtfett: 15g Gesamtkohlenhydrate: 32g Zucker: 4g Ballaststoffe: 12g Eiweiß: 12g Natrium: 1183mg

33. Zitronen-Thunfisch

- Portionen: 4
- Zubereitungszeit: 18 Minuten

Zutaten:

- 4 Thunfischsteaks
- 15 ml Olivenöl
- 2,5 g geräucherter Paprika
- 1,5 g schwarze Pfefferkörner, zerstoßen
- Saft von 1 Zitrone
- 4 Frühlingszwiebeln, gewürfelt
- 15 g Schnittlauch, gehackt

Wegbeschreibung:

1. Die Frühlingszwiebeln sollten zwei Minuten lang sautiert werden, nachdem sie in eine mit Öl erhitzte Pfanne bei mittlerer Hitze gegeben wurden.
2. Nach dem Hinzufügen der Thunfischsteaks diese bei mittlerer Hitze zwei Minuten auf jeder Seite braten.
3. Nach dem Hinzufügen der zusätzlichen Zutaten und leichtem Schwenken die Pfanne in den Ofen schieben und 15 Minuten lang bei einer Temperatur von 360 Grad backen.
4. Wenn Sie bereit sind, das Mittagessen zu servieren, verteilen Sie alles auf die Teller.

Nährwertangaben:

5. Kalorien 324, Fett 1, Ballaststoffe 2, Kohlenhydrate 17, Eiweiß 22

- Portionen: 4
- Zubereitungszeit: 30 Minuten

Zutaten:

- 30 ml natives Olivenöl extra
- 1 mittelgroßer Eichelkürbis, entkernt und in dünne Scheiben oder in Spalten geschnitten
- 28 g Spargel, von den holzigen Enden befreit und in 2-Zoll-Stücke geschnitten
- 1 große Schalotte, in dünne Scheiben geschnitten
- 28 g Tilapia-Filets
- 115m Weißwein
- 115 g gehackte frische Blattpetersilie
- 5g Salz
- 1,5 g frisch gemahlener schwarzer Pfeffer

Wegbeschreibung:

1. Den Ofen auf 400 Grad Fahrenheit vorheizen. Das Öl sollte zum Einfetten des Backblechs verwendet werden.
2. Die Schalotten, den Kürbis und den Spargel in einer einzigen Schicht auf dem Backblech anordnen. Jeweils acht bis zehn Minuten garen.
3. Mit dem Wein ablöschen, dann den Fisch in die Schüssel legen.
4. Dieses Gericht sollte mit Salz, Pfeffer und Petersilie gewürzt werden.
5. Innerhalb von fünfzehn Minuten zu braten. Erst herausnehmen, dann vor dem Servieren fünf Minuten ruhen lassen.

Nährwertangaben:

- Kalorien: 246 Gesamtfett: 8g Gesamtkohlenhydrate: 17g Zucker: 2g Ballaststoffe: 4g Eiweiß: 25g Natrium: 639mg

35. Backhendl mit Oliven, Tomaten und Basilikum

- Portionen: 4
- Zubereitungszeit: 45 Minuten

Zutaten:

- 8 Hähnchenschenkel
- Kleine italienische Tomaten
- 15g Schwarzer Pfeffer und Salz
- 15ml Olivenöl
- 15 Basilikumblätter (groß)
- Kleine schwarze Oliven
- 1-2 frische rote Chiliflocken

Wegbeschreibung:

1. Hähnchenteile mit allen Gewürzen und Olivenöl marinieren und einige Zeit ruhen lassen.
2. Hähnchenteile in einer umrandeten Pfanne anrichten und mit Tomaten, Basilikumblättern, Oliven und Chiliflocken auffüllen.
3. Das Hähnchen im vorgeheizten Ofen (220 Grad) 40 Minuten lang backen.
4. Backen, bis das Hähnchen zart ist und die Tomaten, das Basilikum und die Oliven gar sind.
5. Mit frischer Petersilie und Zitronenschale garnieren.

Nährwertangaben:

6. Kalorien 304 Kohlenhydrate: 18g Fett: 7g Eiweiß: 41g

36. Ratatouille

- Portionen: 8
- Zubereitungszeit: 25 Minuten

Zutaten:

- 1 Zucchini, mittelgroß und gewürfelt
- 45ml Natives Olivenöl Extra
- 2 Paprikaschoten, gewürfelt
- 1 Gelber Kürbis, mittelgroß und gewürfelt
- 1 Zwiebel, groß und gewürfelt
- 784 g ganze Tomaten, geschält

- 1 Aubergine, mittelgroß und gewürfelt, mit Haut
- Salz und Pfeffer, je nach Bedarf
- 4 Thymianzweige, frisch
- 5 Knoblauchzehen, gehackt

Wegbeschreibung:

1. Als Erstes bringen Sie eine große Sauteuse bei mittlerer bis hoher Hitze auf Temperatur.
2. Während es noch heiß ist, das Öl, die Zwiebel und den Knoblauch mit einem Löffel dazugeben.
3. Drei bis fünf Minuten lang oder bis die Zwiebelmischung biegsamer geworden ist, anbraten.
4. Anschließend die Auberginen, den Pfeffer, den Thymian und das Salz in die Pfanne geben und durchschwenken, um sie zu verbinden. Gründlich vermischen.
5. Nun kochen Sie die Aubergine weitere fünf Minuten oder bis sie zarter geworden ist.
6. Anschließend das Gemüse weitere fünf Minuten kochen, nachdem die Zucchini, die Paprika und der Kürbis in die Pfanne gegeben wurden. Danach die Tomaten hinzugeben und alles gründlich vermengen.
7. Um sicherzustellen, dass alles gleichmäßig verteilt ist, schwenken Sie die Mischung gründlich, nachdem Sie alles hinzugefügt haben. Fünfzehn Minuten auf kleiner Flamme köcheln lassen.
8. Zu guter Letzt sollten Sie darauf achten, dass die Würzung stimmt, und gegebenenfalls noch Salz und Pfeffer hinzufügen.
9. Etwas gemahlenen schwarzen Pfeffer und gehackte Petersilie zum Garnieren hinzufügen.

Nährwertangaben:

10. Kalorien: 103KcalEiweiß: 2gKohlenhydrate: 12gFett: 5g

37. Steak aus der Pfanne mit Rosenkohl und Rotwein

- Portionen: 4
- Zubereitungszeit: 20 Minuten

Zutaten:

- 453 g Rib-Eye-Steak
- 5g Salz
- 1,5 g frisch gemahlener schwarzer Pfeffer
- 15 g ungesalzene Butter
- ½ rote Zwiebel, gehackt
- 224 g Rosenkohl, geputzt und geviertelt
- 250ml Rotwein
- Saft von ½ Zitrone

Wegbeschreibung:

1. Stellen Sie den Grill auf hohe Stufe und heizen Sie ihn vor.
2. Das Steak sollte mit Salz und Pfeffer eingerieben werden, bevor es auf ein großes Backblech mit einem Rand gelegt wird. Zwei bis drei Minuten auf jeder Seite grillen oder bis es gebräunt ist.
3. Der Ofen sollte ausgeschaltet und auf 400 Grad Fahrenheit aufgeheizt werden.
4. Das Steak auf die eine Seite des Backblechs legen, die Butter, die Zwiebel, den Rosenkohl und den Wein auf die andere Seite des Blechs.
5. Innerhalb von acht Minuten zu braten. Beiseite stellen und fünf Minuten ruhen lassen.
6. Danach den Zitronensaft darüber träufeln und servieren.

Nährwertangaben:

7. Kalorien: 416 Gesamtfett: 27g Gesamtkohlenhydrate: 8g Zucker: 2g Ballaststoffe: 3g Eiweiß: 22g Natrium: 636mg

38. Hühnerfrikadellen-Suppe

- Portionen: 4
- Zubereitungszeit: 30 Minuten

Zutaten:

- 906 g Hähnchenbrust, ohne Haut, ohne Knochen und zerkleinert
- 14 g Koriander, gehackt

- 2 Eier, verquirlt
- 1 Knoblauchzehe, gehackt
- 60 g grüne Zwiebeln, gehackt
- 1 gelbe Zwiebel, gewürfelt
- 1 Karotte, in Scheiben geschnitten
- 15 ml Olivenöl
- 1 ¼ kg Hühnerbrühe
- 15 g Petersilie, gehackt
- Eine Prise Salz und schwarzer Pfeffer

Wegbeschreibung:

1. Das Fleisch, die Eier und alle anderen Zutaten, mit Ausnahme des Öls, der gelben Zwiebel, der Brühe und der Petersilie, in einer Schüssel vermischen. Die Mischung sollte dann gerührt und zu mittelgroßen Fleischbällchen geformt werden.
2. Erhitzen Sie zunächst einen Topf mit Öl bei mittlerer Hitze. Dann die Fleischbällchen und die gelbe Zwiebel hinzugeben und fünf Minuten lang anbraten lassen.
3. Die restlichen Zutaten einrühren, die Mischung zum Köcheln bringen und eine weitere Viertelstunde bei mittlerer Hitze kochen lassen.
4. Die Suppe sollte in Schüsseln serviert werden.

Nährwertangaben:

5. Kalorien 200, Fett 2, Ballaststoffe 2, Kohlenhydrate 14, Eiweiß 12

39. Kohl-Orangen-Salat mit Zitrus-Vinaigrette

- Portionen: 8
- Kochzeit: 0 Minuten

Zutaten:

- 5 g Orangenschale, gerieben
- 15 g Gemüsebrühe, natriumreduziert
- je 5 g Apfelessig
- 1 kg Rotkohl, zerkleinert

- 5 ml Zitronensaft
- 1 Fenchelknolle, in dünne Scheiben geschnitten
- 5 g Balsamico-Essig
- 5 g Himbeeressig
- 30 g frischer Orangensaft
- 2 Orangen, geschält, in Stücke geschnitten
- 15 g Honig
- Eine Prise Salz
- Frisch gemahlener Pfeffer
- 20 ml Olivenöl

Wegbeschreibung:

1. Folgende Zutaten in einer Schüssel vermischen: Zitronensaft, Orangenschale, Apfelessig, Salz und Pfeffer, Brühe, Öl, Honig, Orangensaft, Balsamico-Essig und Himbeeren. Verquirlen, bis alles gut vermischt ist.
2. Die Orangen, den Fenchel und den Kohl aus der Mischung nehmen. Zum Überziehen umdrehen.

Nährwertangaben:

- Kalorien: 70 Kohlenhydrate: 14g Fett: 0g Eiweiß: 1g

40. Auflauf mit Tempeh und Wurzelgemüse

- Portionen: 4
- Zubereitungszeit: 30 Minuten

Zutaten:

- 15 ml natives Olivenöl extra
- 1 große Süßkartoffel, gewürfelt
- 2 Möhren, in dünne Scheiben geschnitten
- 1 Fenchelknolle, geputzt und in ¼-Zoll-Würfel geschnitten
- 10g gehackter frischer Ingwer
- 1 Knoblauchzehe, gehackt
- 336 g Tempeh, in ½-Zoll-Würfel geschnitten
- 115 g Gemüsebrühe

- 15 g glutenfreies Tamari oder Sojasauce
- 2 Frühlingszwiebeln, in dünne Scheiben geschnitten

Wegbeschreibung:

1. Den Ofen auf 400 Grad Fahrenheit vorheizen. Das Öl zum Einfetten eines Backblechs verwenden.
2. Die Süßkartoffel, die Karotten, der Fenchel, der Ingwer und der Knoblauch sollten in einer einzigen Schicht auf dem Backblech angeordnet werden.
3. Dies sollte etwa 15 Minuten dauern, oder bis das Gemüse zarter geworden ist.
4. Das Tempeh, die Brühe und Tamari hinzufügen.
5. Wiederum zehn bis fünfzehn Minuten backen, bis das Tempeh vollständig durcherhitzt ist und eine hellbraune Farbe angenommen hat.
6. Die Frühlingszwiebeln gründlich untermischen, dann das Gericht servieren.

Nährwertangaben:

- Kalorien: 276 Gesamtfett: 13g Gesamtkohlenhydrate: 26g Zucker: 5g Ballaststoffe: 4g Eiweiß: 19g Natrium: 397mg

41. Grüne Suppe

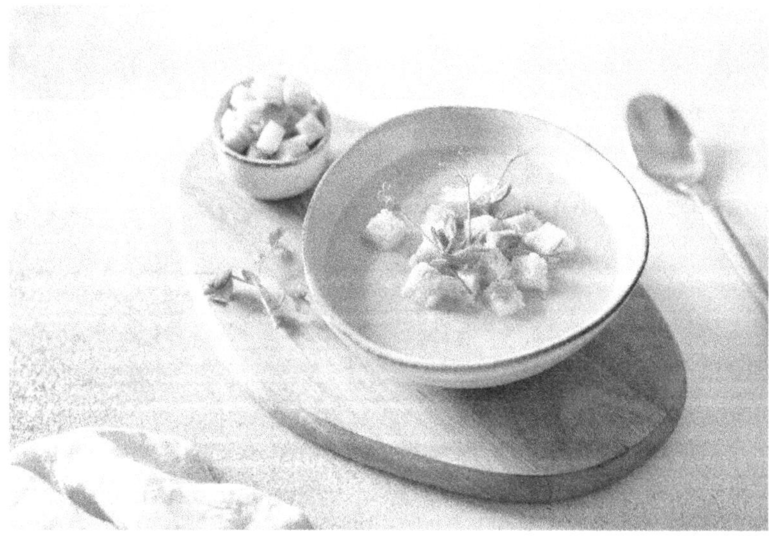

- Portionen: 2
- Zubereitungszeit: 5 Minuten

- 250ml Wasser
- 250 g Spinat, frisch und verpackt
- ½ von 1 Zitrone, geschält
- 1 Zucchini, klein und gehackt
- 30 g Petersilie, frisch und gehackt
- 1 Stangensellerie, gehackt
- Meersalz und schwarzer Pfeffer, je nach Bedarf
- ½ von 1 Avocado, reif
- 60g Basilikum
- 30g Chia-Samen
- 1 Knoblauchzehe, gehackt

Wegbeschreibung:

1. Für die einfache pürierte Suppe geben Sie alle Zutaten in einen Hochgeschwindigkeitsmixer und pürieren sie drei Minuten lang oder bis sie ganz glatt sind.
2. Im nächsten Schritt haben Sie die Möglichkeit, ihn kalt zu servieren oder ihn einige Minuten lang bei schwacher Hitze zu erwärmen.

Nährwertangaben:

3. Kalorien: 250KcalEiweiß: 6,9gKohlenhydrate: 18.4gFett: 18.1g

42. Peperoni-Pizza-Happen

Zutaten:

- 453 g feste Brotmasse, aufgetaut
- 2 riesige Eier, isoliert
- 15 g gemahlener Parmesan-Cheddar
- 15 ml Olivenöl
- 5 g gehackte knackige Petersilie
- 5 g getrockneter Oregano
- 2,5 g Knoblauchpulver
- 1,5 g Pfeffer

- 224g geschnittene Peperoni
- ½ kg zerstörter teilentrahmter Mozzarella-Cheddar
- 500 g Stiele und Stücke von Champignons, entleert
- 125 g gepökelte Paprikaringe
- 1 mittelgroße grüne Paprika, gewürfelt
- 500 g geschnittene fertige Oliven
- 500 g Pizzasauce

Wegbeschreibung:

1. Heizen Sie den Ofen auf 350 Grad vor. Auf einem flachen, geölten Blech den Teig zu einem Quadrat mit den Maßen 15 mal 10 Zentimeter formen. Das Eigelb, den Parmesan, das Öl, die Petersilie, den Oregano, das Knoblauchpulver und den Pfeffer in einer kleinen Schüssel vermischen. Bestreichen Sie die Mischung mit dem Pinsel.
2. Peperoni, Mozzarella, Cheddar, Champignons, Paprikaringe, grüne Paprika und Oliven sollten während des Garvorgangs darüber gestreut werden. Mit der langen Seite beginnend, die Falte zusammendrücken, um sie zu verschließen, und dann das Ende nach unten falten.
3. Legen Sie das Teil so, dass die Falte nach unten zeigt, und bestreichen Sie es mit Eiweiß. Bemühen Sie sich, das Aufgehen zu verhindern. Fünfunddreißig bis vierzig Minuten backen, oder bis der Teig vollständig durchgebacken ist und eine leuchtend dunkle Farbe hat. Toasten Sie die Pizzasauce und servieren Sie sie mit einer geschnittenen Portion.
4. Option Einfrieren: Den nicht aufgeschnittenen Teil der Pizza nach dem Abkühlen in dicker Folie einfrieren. Dreißig Minuten vor dem Aufwärmen aus dem Kühlschrank nehmen, wenn sie verwendet werden soll. Lösen Sie das Stück aus der Folie und erwärmen Sie es auf einem vorbereiteten, eingeölten Blech im auf 325 Grad vorgeheizten Backofen, bis es vollständig durchgewärmt ist. Füllen Sie die Lücken wie vorgesehen aus.

43. Lila Hähnchen-Wraps

- Ergiebigkeit: 6 Portionen
- Zubereitungszeit: 25-30 Minuten

Zutaten:

- 115 g fettreduzierte Mayonnaise
- 30 ml Saft von Essiggurken
- 5 g frisch gemahlener schwarzer Pfeffer
- 375 g zerkleinerter Rotkohl
- 15 g Apfelessig
- 1,5 g koscheres Salz
- 1,5 g Cayennepfeffer
- 1 gekühltes, gebratenes Hähnchen
- 6 Stück Vollkorn- oder Mischkornfladenbrote

Vorbereitung:

1. Mayonnaise, Essiggurkensaft und schwarzer Pfeffer werden in einer Schüssel vermischt und die Mischung in den Kühlschrank gestellt.
2. Rotkohl, Apfelessig, koscheres Salz und Cayennepfeffer in einer separaten Schüssel vermischen und zusammenrühren.
3. Das Hähnchen sollte in kleine Stücke zerkleinert werden, sobald die Knochen und die Haut vom Tier entfernt wurden.
4. Nach gründlichem Durchmischen das Hühnerfleisch in die Mayonnaise-Mischung einarbeiten.
5. Achten Sie darauf, dass die Hähnchen- und Kohlmischung gleichmäßig verteilt ist, und rollen Sie sie dann in die Fladenbrote ein.
6. Auf einem Teller anrichten und dann servieren.

Nährwertangaben und Kalorien pro Portion:

7. Kalorien 278 | Eiweiß 23 g
8. Kohlenhydrate 14 g | Natrium 767 g
9. Fett 15 g | Zucker 2 g

Nussylapia

- Ergiebigkeit: 6 Portionen
- Zubereitungszeit: 15-20 Minuten

Zutaten:

- 60 g geröstete Paranüsse
- 115 g frisches Paniermehl
- 30 g geriebener Parmesankäse
- 60 g Vollkornsenf
- 680 g Buntbarschfilets
- Pflanzliches Kochspray
- 15 ml Sesamöl
- 1 zerdrückte Knoblauchzehe
- 1 und ½ Köpfe gehackter Grünkohl
- 1,5 g koscheres Salz
- 30 g geröstete Sesamkörner

Vorbereitung:

1. 1. Stellen Sie Ihren Ofen auf 400 Grad Fahrenheit ein.
2. 2. Ein Backblech dünn mit Butter bestreichen und beiseite stellen.
3. Die brasilianischen Nüsse sollten in eine Küchenmaschine gegeben und pulsiert werden, bis sie zu einer feinen Konsistenz gemahlen sind.
4. Als Nächstes wird sie in eine kleine Schüssel gegeben und mit Semmelbröseln und Parmesan vermischt.
5. 4. Die Tilapiafilets in einer einzigen Lage auf einem Backblech anordnen und gleichmäßig mit Senf bestreichen. Die brasilianische Nussmischung gleichmäßig auf den Tilapia-Filets verteilen und das Paniermehl mit Kochspray bestreichen. Das Filet acht bis zehn Minuten lang backen, oder bis es den gewünschten Gargrad erreicht hat.
6. 5. Eine Bratpfanne aus rostfreiem Stahl auf mittlerer Stufe erhitzen. Geben Sie den gehackten Grünkohl, den Knoblauch und das Sesamöl dazu. Rühren Sie den Grünkohl weiter, bis er die gewünschte Zartheit erreicht hat.
7. Der Fisch sollte mit der Grünkohlkombination serviert werden.

Nährwertangaben und Kalorien pro Portion:

- Kalorien 272 | Eiweiß 33 g
- Kohlenhydrate 9 g | Natrium 414 g
- Fett 10 g | Zucker 1 g

- Ergiebigkeit: 2 Portionen
- Zubereitungszeit: 10-15 Minuten

Zutaten:

- 5 g Vollkornsenf
- 30 ml frischer Zitronensaft
- 45 ml natives Olivenöl extra
- 1 gehackte Schalotte
- 5 g gehackter Knoblauch
- 1 reife Kaki in Scheiben geschnitten
- 1 reife rote Birne in Scheiben geschnitten
- 115 g gehackte, geröstete Pekannüsse
- 1 ½ kg Babyspinat

Vorbereitung:

1. In einer großen Salatschüssel den Senf, den Zitronensaft, das native Olivenöl, die Schalotte und den gehackten Knoblauch vermengen. Alle diese Zutaten miteinander vermischen.
2. Anschließend den Babyspinat, die gerösteten Pekannüsse, die rote Birne und die Kaki in die Mischung geben.
3. Gründlich mischen, dann servieren.

Nährwertangaben und Kalorien pro Portion:

- Kalorien 147 | Eiweiß 2 g
- Kohlenhydrate 6 g | Natrium 23 g
- Fett 14 g | Zucker 3 g

45. Zitronenlachs

- Ergiebigkeit: 4 Portionen
- Zubereitungszeit: 15-20 Minuten

Zutaten:

- 1 dünn geschnittene Zwiebel
- 1 dünn geschnittene Zitrone
- 2 dünn geschnittene Zucchinis
- 250ml Weißwein
- 125 ml Wasser
- 168g Lachsfilets
- 1,5 g koscheres Salz
- 1,5 g frisch gemahlener Pfeffer

Vorbereitung:

1. Geben Sie die ersten fünf Zutaten in einen Dutch Oven und legen Sie sie hinein.
2. Der Lachs sollte zu gleichen Teilen mit Salz und Pfeffer bestreut werden.
3. Legen Sie einen leicht beschichteten Dämpfeinsatz über das Gemüse im Dutch Oven, und stellen Sie den Dutch Oven auf mittlere Hitze, bis die Flüssigkeit zu kochen beginnt.
4. Die Hitze reduzieren und den Fisch vorsichtig auf den Rost legen. Einen Deckel auflegen und den Fisch etwa acht bis zehn Minuten dämpfen, bis er gar ist.
5. Der Fisch sollte oben auf dem Gemüse serviert werden.

Nährwertangaben und Kalorien pro Portion:

6. Kalorien 326 | Eiweiß 30 g
7. Kohlenhydrate 8 g | Natrium 210 g
8. Fett 15 g | Zucker 5 g

46. Mushnach fritata

- Ergiebigkeit: 6 Portionen
- Zubereitungszeit: 40 Minuten

Zutaten:

- 453 g in Scheiben geschnittene Champignons
- 1 große gehackte Zwiebel
- 5 g frisch gehackter Knoblauch

- 453 g frischer Spinat
- 60 ml Wasser
- 6 große Eiweiß
- 4 große Eier
- 140 g fester Tofu
- 2,5 g gemahlener Kurkuma
- 2,5 g koscheres Salz
- 2,5 g frisch gemahlener schwarzer Pfeffer

Vorbereitung:

1. Bei 350 Grad Fahrenheit backen.
2. In einer beschichteten und antihaftbeschichteten Pfanne die Pilze anbraten, bis sie eine goldbraune Farbe haben.
3. Nach etwa drei Minuten die Zwiebel hinzufügen und weiter kochen, bis sie weich ist. Den Knoblauch nach dem Hinzufügen dreißig Sekunden lang kochen. Wasser und Spinat dazugeben und weiter erhitzen, bis der Spinat welk ist. Nachdem der Deckel abgenommen wurde, kochen Sie weiter, bis die gesamte Flüssigkeit aufgesogen wurde.
4. Während der Wartezeit das Eiweiß, die Eier, den Tofu, die Kurkuma, das Salz und den Pfeffer mit einem Mixer zu einer glatten Masse verarbeiten. Fügen Sie diese Kombination der Spinatmischung hinzu, sobald sich das gesamte Wasser in der Spinatmischung aufgelöst hat.
5. Schieben Sie die Form in den Ofen und backen Sie sie bei 350 Grad Fahrenheit fünfundzwanzig bis dreißig Minuten lang.
6. Die Pfanne herausnehmen und das Gericht umdrehen. Zum Servieren in Keile schneiden.

Nährwertangaben und Kalorien pro Portion:

7. Kalorien 112 | Eiweiß 11 g
8. Kohlenhydrate 5 g| Natrium 236 g
9. Fett 6 g | Zucker 2 g

- Ergiebigkeit: 4 Portionen
- Zubereitungszeit: 10-15 Minuten

Zutaten:

- 125 g Mayonnaise mit reduziertem Fettgehalt
- 1 kleine, fein gehackte Zwiebel
- 1 Stangensellerie, fein gehackt
- 15 g gehackte frische Petersilie
- 5 ml Zitronensaft
- 1 Knoblauchzehe, gehackt
- Eine Prise Salz
- 1g. gemahlener schwarzer Pfeffer
- 500 g Bücklinge/geräucherter Hering/Thunfisch
- 2 Scheiben Weizenbrot

Vorbereitung:

1. Alle Zutaten in einer Schüssel vermengen.
2. Mischen Sie weiter, bis sie völlig glatt und gleichmäßig sind.
3. Tragen Sie einen Aufstrich auf das Weizenbrot auf und verzehren Sie es dann.

Nährwertangaben und Kalorien pro Portion:

- Kalorien 157 | Eiweiß 5 g
- Kohlenhydrate 11 g | Natrium 427 g
- Fett 11 g | Zucker 4 g

48. Lachswichtel

- Ergiebigkeit: 1 Portion
- Zubereitungszeit: 10-15 Minuten

Zutaten:

- 2 Scheiben Vollkornbrot

- 114 g gekochter Lachs
- 30 g Salsa
- 1 mittleres Ei

Vorbereitung:

1. Die Brotscheiben sollten mit einem Nudelholz oder einem anderen Werkzeug, das anstelle eines Nudelholzes verwendet werden kann, so weit wie möglich abgeflacht werden.
2. In einer Schüssel den Fisch und die Salsa vermischen und pürieren. Wenn der Fisch kalt ist, sollten Sie ihn zunächst auftauen, bevor Sie fortfahren.
3. Die Lachsmischung als Füllung für ein Sandwich verwenden.
4. Das Ei sollte in einer Schüssel verquirlt werden.
5. Das Ei sollte verwendet werden, um die Seiten des Sandwiches zu bestreichen.
6. Um sicherzustellen, dass die Seiten des mit Ei bestrichenen Brotes gar sind, braten Sie das Sandwich in einer Pfanne, die nicht klebt.
7. Auf einer Platte anrichten und dann servieren.

Nährwertangaben und Kalorien pro Portion:

- Kalorien 401 | Eiweiß 39 g
- Kohlenhydrate 24 g | Natrium 666 g
- Fett 16 g | Zucker 4 g

49. Entzündungshemmendes Thunfisch-Sandwich

- Ergiebigkeit: 1-2 Portionen
- Zubereitungszeit: 10-15 Minuten

Zutaten:

- 115 g Mayonnaise oder ein beliebiges Salatdressing
- 15 g geschnittener Schnittlauch
- 15 g gehackte Petersilie
- 7,5 g geschnippelter Estragon
- 1,5 g Currypulver
- Eine Prise schwarzer Pfeffer
- 5 g gebrochenes frisches Dillkraut

- 35 g fester weißer Thunfisch, abgetropft und in Flocken geschnitten
- 2 Scheiben Vollkornbrot

Vorbereitung:

1. Mayonnaise, Schnittlauch, Petersilie, Estragon, Currypulver und schwarzen Pfeffer in einer Schüssel verrühren.
2. Das Dillkraut und den Thunfisch unter die Mischung heben.
3. Den Aufstrich auf die Brotscheiben geben und essen.

Nährwertangaben und Kalorien pro Portion:

4. Kalorien 138 | Eiweiß 9 g
5. Kohlenhydrate 18 g | Natrium 206 g
6. Fett 3 g | Zucker 2 g

Dessert- und Snack-Rezepte

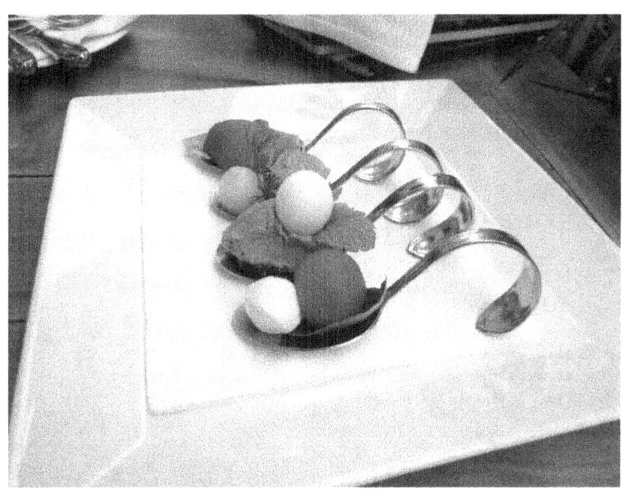

- Portionen: 4
- Kochzeit: 0 Minuten

Zutaten:

- 168 g gekochter Lachs, ohne Gräten und Haut
- 15 g gehackter frischer Dill
- 2,5 g Meersalz
- 60 g schwere Sahne (Schlagsahne)

Wegbeschreibung:

1. Zitronenschale, Lachs, Sahne, Dill und Salz in einem Mixer oder einer Küchenmaschine (oder alternativ in einer großen Schüssel mit einem Mixer) vermengen. Die Zutaten pürieren oder verarbeiten, bis sie glatt sind.
2. Pürieren Sie die Zutaten, bis Sie die gewünschte Konsistenz für den Smoothie erreicht haben.

Nährwertangaben:

- Kohlenhydrate: 0,4g Eiweiß: 25,8g Gesamtfett: 12g Kalorien: 199 Cholesterin: 0.0mg Ballaststoffe: 0.8g Natrium: 296mg

- Portionen: 5
- Kochzeit: 3 Stunden

Zutaten:

- 5 Äpfel
- 115ml Wasser
- 115 g zerstoßene Pekannüsse (optional)
- 60ml geschmolzenes Kokosnussöl
- 5 g gemahlener Zimt
- 2,5 g gemahlener Ingwer
- 1,5 g gemahlener Kardamom
- 1,5 g gemahlene Nelken

Wegbeschreibung:

1. Entkernen Sie jeden Apfel und schälen Sie einen dünnen Streifen von der Oberseite jedes Apfels ab.
2. Wasser in den langsamen Kocher geben. Die Äpfel vorsichtig aufrecht auf den Boden legen.
3. In einer kleinen Schüssel die Pekannüsse (falls verwendet), Kokosöl, Zimt, Ingwer, Kardamom und Nelken verrühren.
4. Die Mischung über die Äpfel träufeln.
5. Den Herd abdecken und auf höchste Stufe stellen. 2 bis 3 Stunden kochen, bis die Äpfel weich sind, und servieren.

Nährwertangaben:

- Kalorien: 217Gesamtfett: 12gGesamtkohlenhydrate: 30gZucker: 22g Ballaststoffe: 6g Eiweiß: 0gNatrium: 0mg

52. Pfirsich Knusper

- Portionen: 6
- Zubereitungszeit: 20 Minuten

Zutaten:

Füllung:

- 6 Pfirsiche, in halbe Scheiben geschnitten
- 15 g Kokosnusszucker
- 5 g gemahlener Zimt
- 7 g Butter, in Würfel geschnitten

Topping:

- 115 g Allzweckmehl
- 115 g Kokosblütenzucker
- 1,5 g Zimtpulver
- 60 g vegane Butter, in Würfel geschnitten

Wegbeschreibung:

1. Die Pfirsiche sollten in eine kleine Kuchenform gegeben werden.
2. Die restlichen Zutaten für die Füllung werden untergemischt.
3. Die Zutaten für den Belag sollten in einer Schüssel vermischt werden.
4. Der Belag sollte auf der Pfirsichmasse verteilt werden.
5. Zwanzig Minuten lang bei einer Temperatur von 350 Grad Fahrenheit an der Luft gebraten.

53. Pfirsich-Dip

- Portionen: 2
- Kochzeit: 0 Minute

Zutaten:

- 115 g fettfreier Joghurt: Joghurt
- 250 g Pfirsiche, gewürfelt
- Eine Prise Zimtpulver
- Eine Prise Muskatnuss, gemahlen

Wegbeschreibung:

1. Den Joghurt mit den Pfirsichen, dem Zimt und der Muskatnuss in einer Schüssel verrühren und dabei die anderen Zutaten einarbeiten.
2. Nach dem Verquirlen die Mischung in Schälchen aufteilen und servieren.

Nährwertangaben:

- Kalorien: 165Fett: 2gBallaststoffe: 3gKohlenhydrate: 14gProtein: 13g

54. Karotten-Kürbiskern-Cracker

- Portionen: 40 Kekse
- Zubereitungszeit: 15 Minuten

Zutaten:

- 333 g Kürbiskerne
- 115 g verpackte geraspelte Karotten (etwa 1 Karotte)
- 45 g gehackter frischer Dill
- 1,5 g Meersalz
- 30 ml natives Olivenöl extra

Wegbeschreibung:

1. Heizen Sie den Ofen auf 350 Grad Fahrenheit (180 Grad Celsius) vor. Ein Backblech mit Pergamentpapier auslegen und beiseite stellen.
2. Die Kürbiskerne sollten in einer Küchenmaschine zerkleinert werden. Danach die Karotte, den Dill, das Salz und das Olivenöl in die Küchenmaschine geben und pulsieren, bis alles gut eingearbeitet ist.
3. Gießen Sie sie auf das vorbereitete Backblech und formen Sie die Masse mit einem Spatel zu einem Rechteck. Herzlichen Glückwunsch!
4. Das Rechteck mit einer Lage Pergamentpapier auslegen und dann mit einem Nudelholz auf eine Dicke von etwa ⅛ Zoll flachdrücken.
5. Entfernen Sie zunächst das Pergamentpapier, mit dem das Rechteck ausgelegt war, und schneiden Sie es dann mit einem scharfen Messer in vierzig kleine Rechtecke.

6. Legen Sie das vorbereitete Backblech in den Ofen und backen Sie es fünfzehn Minuten lang, oder bis es eine goldbraune Farbe und eine knusprige Textur hat.
7. Nachdem die Cracker auf eine große Platte gelegt wurden, sollten sie einige Minuten abkühlen, bevor sie serviert werden.

Nährwertangaben:

- (4 Cracker)Kalorien: 130; Fett: 11,9g; Protein: 5,1g; Kohlenhydrate: 3,8g; Ballaststoffe: 1,0g; Zucker: 0g; Natrium: 66mg

55. Avocado-Pommes frites

- Portionen: 8
- Zubereitungszeit: 10 Minuten

Zutaten:

- 2 Avocados, in Streifen geschnitten
- Trockene Mischung
- 115 g Semmelbrösel
- 2,5 g Zwiebelpulver
- 5 g Knoblauchpulver
- 2,5 g Paprikapulver
- 2,5 g Kurkumapulver
- Feuchte Mischung
- 115 g Mehl
- 2,5 g Paprikapulver
- 2,5 g Kurkumapulver
- 115ml Mandelmilch
- 5 g scharfe Sauce

Wegbeschreibung:

1. Die Zutaten für die Trockenmischung in einer Schüssel vermengen.
2. Für die feuchte Mischung geben Sie die Zutaten in eine separate Schüssel.
3. Tauchen Sie jeden Avocadostreifen in die feuchte Mischung ein und bedecken Sie ihn dann mit der trockenen Mischung.
4. In den Korb der Fritteuse legen.

5. Insgesamt fünf Minuten in der Heißluftfritteuse garen.
6. Nach dem Wenden weitere fünf Minuten garen.

56. Gebackener Butterkuchen

- Portionen: 4
- Zubereitungszeit: 15 Minuten

Zutaten:

- Kochspray
- 98 g vegane Butter
- 60 g weißer Zucker
- 1 Ei, verquirlt
- 416 g Allzweckmehl
- 90ml Mandelmilch

Wegbeschreibung:

1. Stellen Sie Ihre Fritteuse zunächst auf 350 Grad Fahrenheit ein.
2. Das Öl sollte in die Kuchenform gesprüht werden.
3. Geben Sie die Butter in eine Schüssel und schlagen Sie sie mit einem Mixer cremig.
4. Das Ei untermischen und die Masse schaumig schlagen.
5. Danach das Mehl untermischen.
6. Die Milch unterrühren.
7. Gründlich vermischen.
8. Den Teig in die Kuchenform gießen.
9. Legen Sie die Kuchenform mit der Unterseite nach unten in den Korb der Fritteuse.
10. Fünfzehn Minuten an der Luft braten.
11. Den Kuchen umwandeln und servieren.

57. Salsa aus frischen Tomaten, Zwiebeln und Jalapeno-Paprika

- Portionen: 4
- Kochzeit: 0 Minute

Zutaten:

- Kirschtomaten, halbiert 500g
- Rote Zwiebel, geschält und gewürfelt: 60 g
- Jalapeno-Schote, gehackt: 1
- Gehackter Knoblauch: 2,5 g
- Gehackter Koriander: 30g
- Salz: 1,5 g
- Gemahlener schwarzer Pfeffer: 1,5 g
- Limettensaft: 30ml

Wegbeschreibung:

1. Für die Salsa alle Zutaten in eine mittelgroße Schüssel geben und mit einem Schneebesen verrühren, bis sie vollständig vermischt sind.
2. Nach der Zubereitung schnell als Snack servieren.

Nährwertangaben:

- Kalorien: 87Fett: 1gBallaststoffe: 2gKohlenhydrate: 7gProtein: 5g

58. Einfaches Preiselbeerkompott

- Portionen: 4
- Zubereitungszeit: 10 Minuten

Zutaten:

- 1 kg frische Preiselbeeren
- 15 g geriebener frischer Ingwer
- Saft von 2 Orangen
- 57ml roher Honig
- Schale von 1 Orange

Wegbeschreibung:

1. Alle Zutaten sollten in einem großen Kochtopf vermischt werden. Um eine gründliche Mischung zu gewährleisten, umrühren.

2. Bei mittlerer Hitze zum Kochen bringen und weitere zehn Minuten kochen lassen, bis die Mischung eindickt und die Cranberries anfangen zu platzen.
3. Warten Sie nach dem Ausschalten des Ofens einige Minuten, bis die Temperatur gesunken ist.
4. Sie werden in eine große Schüssel gefüllt und noch warm serviert.

Nährwertangaben:

- Kalorien: 171 ; Fett: 0,9g ; Eiweiß: 1,0g ; Kohlenhydrate: 38,8g ; Ballaststoffe: 6,1g ; Zucker: 29,5g ; Natrium: 1mg

59. Kichererbsen und Paprika-Hummus

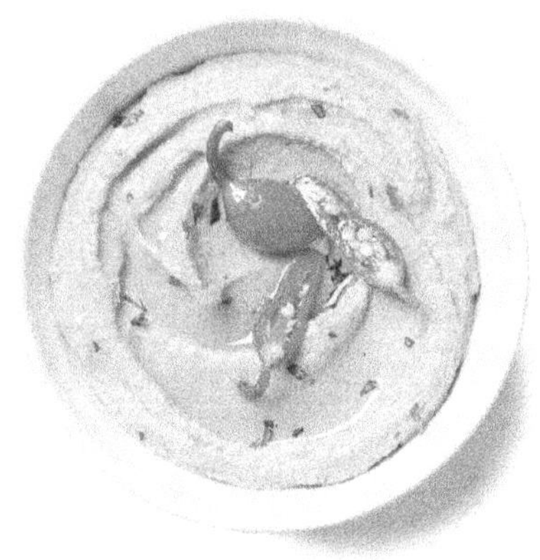

- Portionen: 4
- Kochzeit: 0 Minute

Zutaten:

- 392 g Kichererbsen, ohne Salzzusatz, abgetropft und abgespült
- 15 g Sesampaste
- 2 geröstete rote Paprikaschoten, gewürfelt
- Saft von ½ Zitrone
- 4 Walnüsse, gehackt

Wegbeschreibung:

1. Die Kichererbsen zusammen mit der gesamten Sesampaste, der roten Paprika, dem Zitronensaft und den Walnüssen in den Mixer geben. Die Mischung pürieren, bis sie glatt ist, dann in Schüsseln verteilen und servieren.

Nährwertangaben:

- Kalorien: 231Fett: 12gBallaststoffe: 6gKohlenhydrate: 15gProtein: 14g

60. Protein-Riegel

- Portionen: 4
- Kochzeit: 0 Minute

Zutaten:

- 114 g Aprikosen, getrocknet
- 57ml Wasser
- 30 g Haferflocken
- 15 g Sonnenblumenkerne
- 30 g Kokosnuss, geraspelt
- 15 g Sesamkörner
- 15gPreiselbeeren
- 45 g Hanfsamen
- 15gvchia-Samen

Wegbeschreibung:

1. Die Haferflocken, das Wasser und die Aprikosen in der Küchenmaschine vermengen. Verarbeiten, bis die Haferflocken vollständig eingearbeitet sind. Um eine glatte Konsistenz zu erreichen, pulsieren Sie die Mischung. Geben Sie die Mischung in eine Schüssel und fügen Sie die Chiasamen, Cranberries, Hanf, Sonnenblumenkerne und Sesam hinzu. Vermengen Sie alle Zutaten gründlich miteinander. Sie sollten die Mischung so lange rühren, bis sie zu einer Paste wird.
2. Für die Zubereitung eines Snacks rollt man ihn am besten zu einer Rolle, wickelt ihn ein und schneidet ihn in Scheiben, nachdem man ihn im Kühlschrank abkühlen ließ.

Nährwertangaben:

3. Kalorien: 100Fett: 3gBallaststoffe: 4gKohlenhydrate: 8gProtein: 5g

61. Wurst-Gemüse-Auflauf

- Portionen: 24
- Zubereitungszeit: 20 Minuten

Zutaten:

- 250 g Champignons, geviertelt
- 113 g geräucherte Würste, in Scheiben geschnitten
- 1 Zwiebel, in Scheiben geschnitten
- 113 g Rosenkohl
- 15 g Rosmarin, gehackt
- 15 g Thymian, gehackt
- 2 Knoblauchzehen, nur geschält
- 15 ml Olivenöl
- Salz und schwarzer Pfeffer nach Geschmack

Wegbeschreibung:

1. Der Ofen sollte vorbereitet und auf 450 Grad Fahrenheit vorgeheizt werden.
2. Auf einem Backblech das gesamte Gemüse mit den anderen Zutaten vermischen und durchschwenken.
3. Zwanzig Minuten im Ofen backen, dann den Thymian und den Rosmarin unterheben.
4. Servieren.

Nährwertangaben:

5. Kalorien 225 Fett 17,3 g, Kohlenhydrate 8,2 g, Eiweiß 7,3 g, Ballaststoffe 1,3 g

62. Kokosnuss-Zitronen-Pudding

- Portionen: 6
- Zubereitungszeit: 20 Minuten

Zutaten:

- 750 ml Kokosnussmilch
- Saft von 2 Zitronen
- Zitronenschale von 2 Zitronen
- 125 g Ahornsirup
- 45 ml Kokosnussöl, geschmolzen
- 45 g Flachsmehl gemischt mit 90 ml Wasser
- 4 Tropfen Zitronenöl
- 30 g Gelatine
- 250 ml Wasser

Wegbeschreibung:

1. Kokosmilch, Zitronensaft, Zitronenschale, Ahornsirup, Kokosöl, Leinsamenmehl, Zitronenöl und Gelatine im Mixer pürieren. Pürieren Sie die Mischung, bis sie vollständig vermischt ist. Verteilen Sie diese Mischung auf mehrere kleine Gläser, decken Sie sie mit Deckeln ab und stellen Sie sie dann in ein Wasserbad, bevor Sie sie in den Ofen stellen. 20 Minuten bei 350 Grad Celsius backen, dann abkühlen lassen und kalt servieren.
2. Viel Spaß!

Nährwertangaben:

3. Kalorien 171, Fett 5, Ballaststoffe 2, Kohlenhydrate 6, Eiweiß 8

63. Blaubeerparfait

- Portionen: 4
- Kochzeit: 0 Minuten

Zutaten:

- Für die Creme:
- 397-g-Dosen Kokosnusscreme, gekühlt
- 15 g reiner Ahornsirup
- 1 Esslöffel frische Zitronenschale
- 2,5 g Vanilleextrakt

- Meersalz, nach Geschmack
- Für das Parfait:
- 625 g frische Heidelbeeren

Wegbeschreibung:

1. Bereiten Sie die Creme vor.
2. Die Kokossahne sollte in einer großen Schüssel mit einem Handrührgerät zwei Minuten lang oder so lange geschlagen werden, bis sich Spitzen bilden, je nachdem, was zuerst eintritt.
3. Anschließend Salz, Vanilleextrakt, Ahornsirup und Zitronenschale hinzufügen. Mit dem Schneebesen gründlich verrühren.
4. Führen Sie die Nachspeise aus.
5. Der Boden eines Servierglases wird mit der Hälfte der Sahnemischung gefüllt, darauf wird eine Tasse Blaubeeren gegeben.
6. Die Sahnemischung auf den Blaubeeren verteilen und die restlichen Blaubeeren über die Sahne streuen.
7. So schnell wie möglich servieren.

Nährwertangaben:

Kalorien: 458 ; Fett: 42,5g ; Eiweiß: 4,7g ; Kohlenhydrate: 22,6g ; Ballaststoffe: 2,4g ; Zucker: 12,4g ; Natrium: 609mg

64. Erdbeerknusper

- Portionen: 1
- Zubereitungszeit: 20 Minuten

Zutaten:

- 250 g Erdbeeren, gehackt
- 15ml Honig
- 60 g Allzweckmehl
- 15 g Kokosnusszucker

Wegbeschreibung:

1. In der Fritteuse sollten die Erdbeeren, der Honig, das Mehl und der Zucker vermischt werden.
2. 35 Grad Fahrenheit für fünfzehn Minuten in einer Heißluftfritteuse.
3. Weitere fünf Minuten unter Rühren an der Luft braten.

65. Pommes frites

- Portionen: 4
- Zubereitungszeit: 25 Minuten

Zutaten:

- 453 g Kartoffeln, in Streifen geschnitten
- Kochspray
- Zwiebelpulver nach Geschmack
- Prise Cayennepfeffer

Wegbeschreibung:

1. Die Kartoffelstreifen sollten mit Öl besprüht werden.
2. Das Zwiebelpulver und der Cayennepfeffer sollten darüber gestreut werden.
3. In den Korb der Fritteuse legen.
4. Fünfzehn Minuten bei 375 Grad Celsius backen.
5. Danach weitere zehn Minuten kochen.

66. Kurkuma-Gummis

- Portionen: 6
- Zubereitungszeit: 10 Minuten

Zutaten:

- 5 g gemahlene Kurkuma
- 90 g Ahornsirup
- 112 g Gelatinepulver, nicht aromatisiert
- 865g Wasser

Wegbeschreibung:

1. Das Wasser, die Kurkuma und den Ahornsirup in einem Topf vermischen.
2. Fünf Minuten lang kochen lassen.
3. Nach dem Erlöschen der Hitze das Gelatinepulver über die Mischung streuen. Umrühren, um die Gelatine zu hydratisieren.
4. Damit sich die Gelatine gut auflöst, den Herd einschalten und die Mischung zum Kochen bringen.
5. Die Mischung sollte in einen Teller gegeben und dann mindestens vier Stunden lang im Kühlschrank gekühlt werden.
6. Sobald der Teig ausgehärtet ist, in kleine Quadrate schneiden.

Nährwertangaben:

- Kalorien 68 Gesamtfett 0,03g Gesamtkohlenhydrate 17g, Eiweiß 0,2g Zucker 15g Ballaststoffe: 0,1g Natrium: 19mg Kalium 53mg

67. Gemüsepüree mit Basilikum

- Portionen: 24
- Zubereitungszeit: 15 Minuten

Zutaten:

- 226 g Knollensellerie, gewürfelt
- 2 Rüben, gewürfelt
- 56 g Frischkäse
- 30 g Butter
- 83 g saure Sahne
- 2,5 g Knoblauchpulver
- 5 g Basilikum, gehackt
- Salz und schwarzer Pfeffer nach Geschmack

Wegbeschreibung:

1. Die Rüben, den Knollensellerie und die Menge Wasser, die ausreicht, um sie zu bedecken, in einem Topf bei mittlerer Hitze kochen.

2. Bringen Sie das Gemüse zum Kochen und lassen Sie es fünfzehn Minuten lang köcheln.
3. Das abgetropfte Gemüse in eine Schüssel geben.
4. Das weiche Gemüse wird püriert, dann werden die restlichen Zutaten untergerührt.
5. Gründlich mischen, dann servieren.

Nährwertangaben:

- Kalorien 223 Fett 13,5g, Kohlenhydrate 12,3g, Eiweiß 4g, Ballaststoffe 2,1g

68. Pikante Grünkohlchips

- Portionen: 4
- Zubereitungszeit: 20 Minuten

Zutaten:

- 1 Bund Grünkohl, abgespült
- 1,5 g gemahlener Cayennepfeffer
- 1 g Knoblauchpulver
- Sprühöl zum Einfetten
- 1,5 g Salz
- 1g schwarzer Pfeffer

Wegbeschreibung:

1. Der Ofen sollte auf 3000 Grad Fahrenheit vorgeheizt werden.
2. Nach dem Entfernen des Wassers den Grünkohl trocken tupfen.
3. Die Grünkohlblätter werden in Stücke gerissen und dann auf ein mit Alufolie ausgelegtes Backblech gelegt.
4. Das Knoblauchpulver, die Gewürze und der schwarze Pfeffer sollten nach dem Aufsprühen des Speiseöls aufgetragen werden.
5. Zwanzig Minuten lang backen. Servieren.

Nährwertangaben:

- Kalorien 5 Gesamtfett 0,08g Gesamtkohlenhydrate 1g Eiweiß 0,4g Zucker 0,3g Ballaststoffe: 0,3g Natrium: 3mg Kalium 50mg

69. Apfel-Müsli

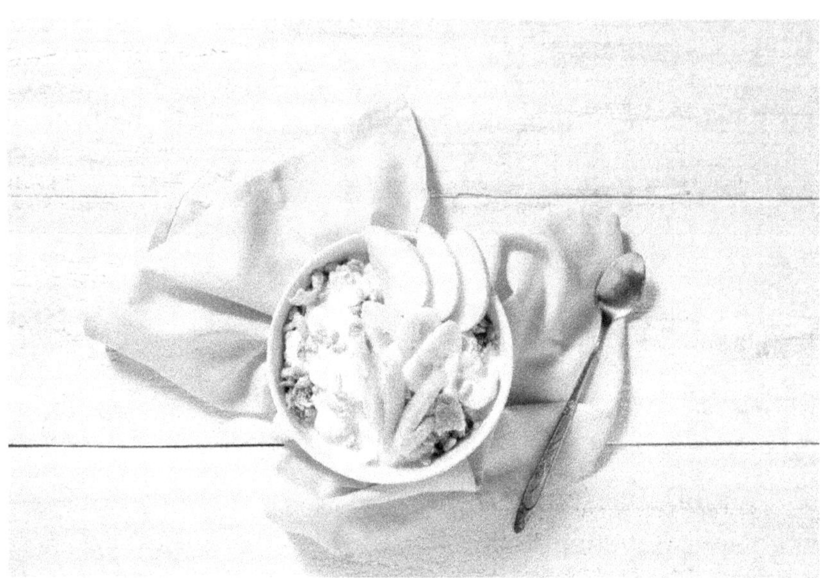

- Portionen: 4 bis 6
- Kochzeit: 0 Minuten

Zutaten:

- ½ kg glutenfreie Haferflocken
- 60 g Apfelsaft ohne Zuckerzusatz
- 450 ml Kokosnussmilch
- 15 g Apfelessig
- 1 Apfel, entkernt und gewürfelt
- Prise gemahlener Zimt

Wegbeschreibung:

1. Die Haferflocken, den Apfelsaft, die Kokosmilch und den Apfelessig in eine Schüssel geben und alles miteinander vermischen. Um eine gründliche Mischung

zu gewährleisten, umrühren. Die Schüssel in Frischhaltefolie eingewickelt eine ganze Nacht lang in den Kühlschrank stellen.

2. Nehmen Sie die Schüssel aus dem Kühlschrank und stellen Sie sie beiseite. Nachdem der Zimt darüber gestreut wurde, kann das Gericht serviert werden.

Nährwertangaben:

- Kalorien: 212; Fett: 3.7g; Protein: 6.1g; Kohlenhydrate: 38.9g; Ballaststoffe: 6.0g; Zucker: 10.0g; Natrium: 73mg

70. Auberginen-Oliven-Basilikum-Salat

- Portionen: 4
- Zubereitungszeit: 10 Minuten

Zutaten:

- Tomaten, gewürfelt: 365g
- Aubergine, gewürfelt: 750g
- Kapern: 10g
- Grüne Oliven, entkernt und in Scheiben geschnitten 168g
- Gehackter Knoblauch: 5 g
- Salz: 2,5 g
- Gemahlener schwarzer Pfeffer: 1,5 g
- Gehacktes Basilikum: 15 g
- Olivenöl: 10 g
- Balsamico-Essig: 10 g

Wegbeschreibung:

1. Für die Zubereitung der Auberginen eine mittelgroße Pfanne bei mittlerer bis hoher Hitze erhitzen. Sobald das Öl heiß ist, die Auberginenstücke hineingeben und fünf Minuten lang braten.
2. Nachdem Sie die zusätzlichen Zutaten hinzugefügt haben, schwenken Sie alles gut durch und lassen es fünf Minuten lang kochen.
3. Nach der Zubereitung die Pfanne vom Herd nehmen und fünf Minuten abkühlen lassen.

4. Der Salat sollte dann als Vorspeise serviert werden, indem er gleichmäßig auf mehrere kleine Gläser verteilt wird.

Nährwertangaben:

* Kalorien: 199Fett: 6g Ballaststoffe: 5g Kohlenhydrate: 7g Eiweiß: 7g

71. Bruschetta

* Portionen: 5
* Zubereitungszeit: 20 Minuten

Zutaten:

* Brot, Vollkorn - 10 Scheiben
* Natives Olivenöl extra 20ml, aufgeteilt
* Meersalz 1,5 g
* Knoblauch, gehackt - 2 Nelken
* Balsamico-Essig 15g
* Basilikum, frisch, gehackt 83g
* Parmesan, gerieben 60g
* Roma-Tomaten, entkernt und gewürfelt - 8
* Schwarzer Pfeffer, gemahlen 1,5 g

Wegbeschreibung:

1. Für den Belag der Bruschetta die Tomaten, den Parmesan, das Basilikum, den Knoblauch, das Meersalz, den Balsamico, einen Teelöffel Olivenöl und den schwarzen Pfeffer in eine Rührschüssel geben. Mischen Sie alles, bis es gleichmäßig verteilt ist. Nachdem die Zutaten vermischt wurden, decken Sie die Rührschüssel in der Küche ab und stellen Sie sie zum Marinieren in den Kühlschrank, während Sie mit dem nächsten Schritt fortfahren.
2. Sie können die Bruschetta zubereiten, indem Sie eine Grillpfanne auf dem Herd bei mittlerer Hitze erhitzen. Alternativ können Sie auch einen Gasgrill bei mittlerer Hitze oder einen Holzkohlegrill verwenden, bis die Kohlen eine hellere Farbe angenommen haben.
3. Während der Grill aufheizt, halbieren Sie jede Scheibe Brot, so dass Sie zwanzig kleinere Stücke statt zehn größere haben. So können Sie Sandwiches herstellen.

Bestreichen Sie beide Seiten der Brotscheiben mit einem Pinsel mit dem restlichen Esslöffel Olivenöl. Die Brotstücke sollten mit Olivenöl bestrichen werden.

4. Zuerst das Bruschetta-Brot von beiden Seiten grillen, bis es getoastet ist und deutliche Grillspuren aufweist. Danach vom Grill nehmen, den abgekühlten Spießbelag darauf geben und sofort servieren.

72. Shrimps mit Okra-Schalen

- Portionen: 4
- Zubereitungszeit: 12 Minuten

Zutaten:

- 453 g Okraschoten, geputzt
- 226 g Garnelen, geschält und entdarmt
- 30 ml Olivenöl
- 250 g Tomatenpassata, gehackt
- 15 g Koriander, gehackt
- Salz und schwarzer Pfeffer, nach Geschmack

Wegbeschreibung:

1. Garnelen, Okra und alle anderen Zutaten in einen geeigneten Kochtopf geben.
2. Den Deckel des Topfes auflegen und 12 Minuten bei mittlerer Hitze kochen.
3. Frisch servieren und genießen.

Nährwertangaben:

- Kalorien 134 Gesamtfett 21,4 g Cholesterin 244 mg Natrium 10 mg Kohlenhydrate insgesamt 10,1 g Zucker 2,7 g Ballaststoffe 5,2 g Eiweiß 2,3 g

73. Fluffige Schokoladencrepes

- Portionen: 2
- Zubereitungszeit: 20 Minuten

Zutaten:

- 60 ml Kokosnussmilch, ungesüßt
- 2Ei, verquirlt
- 115 g Kokosnussmehl
- 15Gewehrtes gesüßtes Kakaopulver
- 30 ml Kokosnussöl, geschmolzen

Wegbeschreibung:

1. Kokosnussmehl, Kakaopulver und ein halber Teelöffel Backpulver sollten in einer Schüssel vollständig vermischt werden, bevor sie in die Küchenmaschine gegeben werden.
2. Eier und Kokosmilch sollten in einer separaten Schüssel verquirlt werden. Die Mehlmischung gründlich mit der Eimischung vermischen, nachdem sie zur Eimischung hinzugefügt wurde.
3. Erhitzen Sie einen Esslöffel Kokosnussöl in einer Pfanne, bis es zu brutzeln beginnt. Die Hälfte des Teigs in die Pfanne geben und zwei bis drei Minuten auf jeder Seite braten.
4. Ein weiterer Crêpe sollte etwa fünf Minuten lang gebacken werden, sobald der restliche Esslöffel Kokosöl geschmolzen ist. Stellen Sie sicher, dass Sie ihn mit Ihrer bevorzugten Keto-Füllung servieren. Genießen Sie Ihre Mahlzeit!

Nährwertangaben:

- Kalorien: 330Fett: 31,9gKohlenhydrate: 7,1gProtein: 7,3g - Ballaststoffe: 3,5g

74. Kartoffelspalten

- Portionen: 4
- Zubereitungszeit: 15 Minuten

Zutaten:

- 2 große Kartoffeln, in Scheiben geschnitten
- 21ml Olivenöl
- 2,5 g Chilipulver
- 2,5 g Petersilienblättchen

- 2,5 g Paprika
- Pfeffer nach Geschmack

Wegbeschreibung:

1. Stellen Sie die Temperatur Ihrer Heißluftfritteuse auf 400°F ein.
2. Das Öl über die Kartoffelspalten gießen.
3. Pfeffer, Paprika, Petersilie und Chilipulver zum Würzen hinzufügen.
4. Füllen Sie den Korb der Fritteuse.
5. Zehn Minuten lang an der Luft braten.
6. Nach dem Wenden weitere fünf Minuten garen.

75. Süßkartoffel-Pommes

- Portionen: 4
- Zubereitungszeit: 25 Minuten

Zutaten:

- 2 Süßkartoffeln, in Streifen geschnitten
- 30 ml Olivenöl
- Gewürzmischung
- 15 g gemahlener Fenchel
- 30 g gemahlener Koriander
- 15 g getrockneter Oregano
- Pfeffern nach Geschmack

Wegbeschreibung:

1. In einer Schüssel die Zutaten für die Gewürzmischung mischen. Beiseite stellen.
2. Stellen Sie die Temperatur Ihrer Fritteuse auf 350°F ein.
3. Das Öl über die Süßkartoffelscheiben gießen.
4. Eine kleine Schicht der Gewürzmischung auftragen.
5. Füllen Sie den Korb der Fritteuse.
6. Eine Viertelstunde köcheln lassen.
7. Nach dem Wenden weitere zehn Minuten garen.

- Portionen: 5
- Zubereitungszeit: 40 Minuten

Zutaten:

- 2 große reife Bananen, geschält und püriert
- ¼ kg Kokosnussmehl
- 83ml Kokosnussöl
- 83ml roher Honig
- 6 Eier, aus Weidehaltung
- 15 g geriebener frischer Ingwer
- 10 g Zimtpulver
- 5 g gemahlener Kardamom
- 5 g Backpulver
- 10 g Apfelessig

Wegbeschreibung:

1. Die Ofentemperatur auf 3500F einstellen. Eine Auflaufform mit Öl bestreichen.
2. Bananen, Ingwer, Zimt, Kardamom, Kokosnussmehl, Kokosnussöl, Honig und Eier in einer Küchenmaschine vermengen. Mixen, bis eine homogene Masse entsteht.
3. Zuletzt den Apfelessig und das Backpulver hinzufügen und mischen, bis alles gut vermischt ist.
4. In die vorbereitete Form geben. 40 Minuten oder weniger backen. Vor dem Aufschneiden vollständig abkühlen lassen.

Nährwertangaben:

- Kalorien 364 Gesamtfett 26g Gesamtkohlenhydrate 23g Eiweiß 12g Zucker 20g Ballaststoffe: 1g

- Portionen: 4 Tassen
- Kochzeit: 4 Stunden

Zutaten:

- 1 ¼Liter ungesüßte Mandelmilch
- 35 ml Kokosnussöl
- 56 g Kakaopulver
- 5 Zimtstangen
- 20 g Kokosblütenzucker oder Rohhonig
- 15 g Vanilleextrakt
- 1 (3-Zoll) Stück frischer Ingwer
- 1 (2-Zoll) Stück Kurkumawurzel
- 45 g Kollagenpeptide
- 4 g Meersalz, geteilt

Wegbeschreibung:

1. Mandelmilch, Kokosnussöl, Kakaopulver, Zimtstangen, Kokosnusszucker oder Honig, Vanille, Ingwer und Kurkuma sollten in Ihrem Slow Cooker kombiniert werden.
2. Den Herd auf niedrige Stufe stellen und abdecken. Vier bis drei Stunden kochen lassen.
3. Nachdem Sie den Inhalt des Kochers durch ein feinmaschiges Sieb in einen neuen Behälter gegeben haben, entsorgen Sie die Feststoffe.
4. Die Kollagenpeptide hinzufügen und umrühren, bis sie gut vermischt sind.
5. Nach dem Gießen der Schokolade in die Becher jedes Getränk leicht mit ⅛ Teelöffel Meersalz bestreuen. Wärmen Sie das Essen auf.

Nährwertangaben:

- Kalorien: 235Gesamtfett: 14gGesamtkohlenhydrate: 20gZucker: 12gBallaststoffe: 4gProtein: 7gNatrium: 512mg

- Portionen: 6
- Kochzeit: 0 Minuten

Zutaten:

- 250 g gemischte Nüsse (Mandeln, Pekannüsse, Cashewkerne und Walnüsse)
- 250 g Eiweißpulver
- 57 g Kakaopulver
- 45 g Pulverkaffee
- 18 große Medjool-Datteln, entsteint
- 57 g rohe Kakaonibs
- 70ml Wasser

Wegbeschreibung:

1. Pergamentpapier in eine Backform legen. Beiseite stellen
2. Das Proteinpulver, das Kakaopulver, das Kaffeepulver und die Nüsse in einer Küchenmaschine zerkleinern.
3. Wenn sich feine Krümel bilden, die entsteinten Datteln hinzufügen und erneut verarbeiten. Wenn der Teig trocken ist, einen Esslöffel Wasser hinzufügen, um ihn klebrig zu machen.
4. Die Kakaonibs hinzufügen und in einer Schüssel vermengen. Den Teig in die Form füllen. Vor dem Aufschneiden eine halbe Stunde lang abkühlen lassen.

Nährwertangaben:

- Kalorien 493 Gesamtfett 25g Gesamtkohlenhydrate 67g Eiweiß 12g Zucker 50g Ballaststoffe: 12g

- Portionen: 6
- Zubereitungszeit: 10 Minuten

Zutaten:

- Englische Salatgurke - 4
- Traubentomaten ½ kg
- Dill, frisch, gehackt 45g
- Frischkäse, erweicht 224g
- Griechischer Joghurt, naturbelassen 115ml
- Meersalz 2,5 g
- Petersilie, frisch, gehackt 30 g
- Zwiebelpulver 2,5 g
- Knoblauchpulver 2,5 g
- Schwarzer Pfeffer, gemahlen 1,5 g

Wegbeschreibung:

1. Schneiden Sie die Salatgurken in runde Scheiben, die etwa einen halben Zoll dick sind. Sie können die Gurken komplett schälen oder nur die Hälfte, um einen optisch ansprechenden Streifeneffekt zu erzielen. Welche Methode Sie auch immer bevorzugen, verwenden Sie sie! Die Traubentomaten sollten der Länge nach halbiert werden.
2. Frischkäse, griechischer Joghurt, Dill, Meersalz, Petersilie, Zwiebelpulver, Knoblauchpulver und schwarzer Pfeffer sollten in einer Rührschüssel vermischt werden. Mit einem Handrührgerät lässt sich leicht sicherstellen, dass die Gewürze gleichmäßig verteilt werden.
3. Um die Frischkäsemasse in einen Spritzbeutel zu füllen, füllen Sie sie in einen großen Plastikbeutel oder schneiden Sie die Spitze einer unteren Ecke ab. Halten Sie den Beutel mit beiden Händen fest und spritzen Sie die Mischung auf die Gurkenscheiben. Zum Schluss die Tomatenhälften darüber geben.
4. Sie können vorher gekühlt oder sofort serviert werden.

Schlussfolgerung

Auf der ausgedehnten Reise, die wir durch die Seiten von "Anti-Inflammatory Diet XXL" unternommen haben, haben wir uns nicht nur auf eine transformative Erkundung dessen begeben, was wir essen, sondern auch darauf, wie die Entscheidungen, die wir in Bezug auf unsere Ernährung treffen, unsere Gesundheit und unser Wohlbefinden umgestalten können. Während wir uns dem Ende dieses Ernährungsratgebers nähern, ist es notwendig, sich etwas Zeit zu nehmen, um über die allgemeine Botschaft nachzudenken, die in das Gewebe dieses Buches eingewoben wurde.

Dieses Buch ist eine Hommage an die Kraft der bewussten Ernährung. Es veranschaulicht, wie die Lebensmittel, die wir zu uns nehmen, eine Schlüsselrolle dabei spielen, das empfindliche Gleichgewicht in unserem Körper entweder zu fördern oder zu stören. Die Botschaft, die sich unter der Oberfläche verbirgt, ist unmissverständlich: Die entzündungshemmende Ernährung ist nicht nur eine vorübergehende Modeerscheinung oder ein vorübergehender Gesundheitswahn, sondern eine langfristige Änderung des Lebensstils, die es den Menschen ermöglicht, ihre Gesundheit selbst in die Hand zu nehmen.

Wir haben die Komplexität von Entzündungen erforscht und so das Geheimnis um diesen physiologischen Prozess gelüftet, der häufig missverstanden wird. Anstatt sie als Gegner darzustellen, haben wir untersucht, wie die Entzündung als natürlicher Abwehrmechanismus funktioniert und nur dann schädlich wird, wenn sie außer Kontrolle gerät. Im Mittelpunkt dieses Buches steht der enorme Einfluss, den unsere Ernährungsgewohnheiten auf die Veränderung dieses komplexen Systems haben, um es von chronischen Entzündungen weg und in einen Zustand der Homöostase zu führen.

Im Laufe unserer Untersuchung haben wir die weite Landschaft der entzündungshemmenden Lebensmittel durchquert und dabei die bunte Palette an Möglichkeiten aufgedeckt, die nicht nur unsere Geschmackssinne betören, sondern auch als ernährungsphysiologische Kraftpakete fungieren. Jedes Kapitel hat eine neue Schicht des Nährstoffteppichs aufgedeckt und die Vielzahl der Möglichkeiten aufgezeigt, die Menschen zur Verfügung stehen, die sich einer entzündungshemmenden Lebensweise verschrieben haben. Diese Möglichkeiten reichen von der Knackigkeit von Blattgemüse bis hin zum Reichtum an Omega-3-Fettsäuren.

Eines der immer wiederkehrenden Themen war die Bedeutung des achtsamen Essens, bei dem es darum geht, jeden Bissen mit einem Bewusstsein zu genießen, das über die Freude am Geschmack des Essens hinausgeht. Es geht darum, eine Verbindung mit dem Essen auf unserem Teller zu kultivieren und den bedeutenden Einfluss anzuerkennen, den es sowohl auf unseren Körper als auch auf unsere Gedanken hat. Dadurch geben wir uns selbst die Möglichkeit, Entscheidungen zu treffen, die über die unmittelbare Befriedigung des Geschmacks hinausgehen und unsere Ernährung mit dem langfristigen Ziel des ganzheitlichen Wohlbefindens in Einklang bringen.

Dieses Buch enthält nicht nur eine Liste von Dingen, die man einschließen oder meiden sollte, wie es eigentlich beabsichtigt war. Stattdessen enthält es eine vollständige Erläuterung der wissenschaftlichen Grundlagen von Entzündungen und Ernährung, so dass die Leser mit dem notwendigen Wissen ausgestattet werden, um auf der Grundlage der verfügbaren Informationen ein Urteil zu fällen. Es ist uns gelungen, die Kluft zwischen wissenschaftlicher Forschung und praktischer Anwendung zu überbrücken, indem wir sichergestellt haben, dass es sich bei den bereitgestellten Leitlinien nicht um eine Sammlung strikter Regeln handelt, sondern vielmehr um einen flexiblen Rahmen, der die Präferenzen und Anforderungen jeder einzelnen Situation berücksichtigt.

Die "Anti-Entzündungs-Diät XXL" ist über die Ernährungsberatung hinausgegangen, um ihr Versprechen zu erfüllen, eine Lösung für das festgestellte Problem zu bieten. Sie hat die Bedeutung von regelmäßiger körperlicher Bewegung, ausreichender Flüssigkeitszufuhr und ausreichendem Schlaf als wesentliche Elemente eines ganzheitlichen Gesundheitsansatzes herausgestellt. Das Zusammenspiel dieser Elemente schafft eine solide Grundlage für einen entzündungshemmenden Lebensstil und bestätigt die Vorstellung, dass echtes Wohlbefinden über die Grenzen dessen hinausgeht, was wir auf den Teller bringen.

Eines der wichtigsten Dinge, die man aus diesem Buch lernen kann, ist das Gefühl der Ermächtigung, das sich einstellt, wenn man versteht, dass unsere Gesundheit kein vorherbestimmtes Schicksal ist, sondern vielmehr eine dynamische Reise, die von den Entscheidungen beeinflusst wird, die wir täglich treffen. Durch die Übernahme der Leitprinzipien der entzündungshemmenden Diät erhalten die Leser die notwendigen Ressourcen, um die Kontrolle über ihre eigene Gesundheit und ihr Wohlbefinden wiederzuerlangen. Ich biete Ihnen an, sich auf eine lebensverändernde Reise zu begeben, die zu einer besseren und lebendigeren Existenz führen wird. Dies ist ein Aufruf zum Handeln.

Zusammenfassend lässt sich sagen, dass "Anti-Inflammatory Diet XXL" mehr als nur ein Ratgeber ist; es ist ein Wegweiser zu einem Leben, das widerstandsfähig und voller Kraft ist. Es inspiriert die Leserinnen und Leser nicht nur dazu, sich bewusst zu ernähren, sondern ermutigt sie auch dazu, bewusst zu leben und den bedeutenden Zusammenhang zwischen der Wahl des Lebensstils und der allgemeinen Gesundheit anzuerkennen. Ich hoffe, wenn wir uns von den Seiten dieses Buches verabschieden, dass es als Beginn einer Zukunft dienen wird, in der jede Mahlzeit ein Fest des Wohlbefindens, jeder Schritt ein Schritt in Richtung Vitalität und jeder Tag eine Gelegenheit zum Gedeihen ist.